COMO TOMAR EL CONTROL:

Descifrando el Código de la Felicidad

COMO TOMAR EL CONTROL:

Descifrando el Código de la Felicidad

Escrito por David Blake Chatfield

BONUS:

EL MOVIMIENTO DE RECONEXION

Un Manifestó

Escrito por Hollis Mahady

COMO TOMAR CONTROL: Descifrando el Código de la Felicidad

Derechos de Autor © 2017 por David Blake Chatfield

Editado por Karin Cather

Diseñado por Anointing Productions

Translation por Silvina Vaccaro

THE RECONNECTION MOVEMENT

Derechos de Autor © 2017 por Hollis Mahady

Producido en los Estados Unidos

Biblioteca del Congreso de Datos de catalogación en publicación Chatfield, David Blake

Como Tomar El control: Descifrando el Código de la Felicidad/ Escrito por David Blake Chatfield

ISBN: 978-1548755096

Dedicaciones

Dedico este libro a todos mis amigos y familiares que me animaron a escribir este libro y a nuestros amigos, Debbi Dachinger y Patty Stanger, a mis padres Rocci y Blake, y a mis antepasados que me legaron el regalo de la escritura. Gracias a Samantha Torres por su ayuda con la preparacion del libro.

En memoria, dedico este libro a uno de mis muchos mentores aun sin conocimiento por parte del, el Dr. Wayne W. Dyer, que dijo,

"Que la música que escuchas dentro de ti, te anime a tomar riesgos y a seguir tus sueños que esto es tu conexión intuitiva de tu corazón desde el día de tu nacimiento. Todo lo que hagas, hazlo con entusiasmo. Ten siempre la pasión con la conciencia de que la palabra *entusiasmo* significa literalmente 'el Dios (enthos) dentro (IASM). "No te mueras con tu música todavía adentro".

Mensaje de Facebook del Dr. Wayne W. Dyer,
1 de noviembre de 2012.

Las palabras del Dr. Dyer resuenan conmigo en muchos niveles, como descubrirás al leer este libro.

Como Tomar El control

Descifrando el Código de la Felicidad

Escrito por David Blake Chatfield

Tabla de Contenido

Prólogo

Ahora nos encontramos con nuestras vidas llenas de una gran cantidad de nueva tecnología, una tecnología que se ha convertido en una parte integral de nuestras vidas rutinarias. Las personas que crearon esta nueva tecnología aprendieron las lecciones contenidas en este libro hace décadas. La siguiente frase inspiradora que tiene veintiún años nos sirve como prueba que aunque unas personas tuvieron muchos fracasos aun casi catastróficos, con el tiempo *si* pudieron llegar a crear lo que hoy conocemos como las computadoras de Apple, iPhones, iPads, iPods y más:

> Si alguna vez hubo un momento para atreverse, de hacer una diferencia, para embarcarse en algo digno de hacer, ahora es el momento. No es necesariamente para una gran causa, pero si no por algo que tira de tu corazón, algo que es tu aspiración, algo que es tu sueño. Te lo debes a ti mismo el hacer que tus días aquí cuenten.
>
> Ad equipo -Macintosh, 1991

Con los años, mis amigos me han ido preguntado constantemente sobre cómo he logrado mi éxito profesional e interpersonal junto con mis muchos logros. Quieren saber cómo es posible que he podido vivir tantas cosas diversas. Pero yo nunca había pensado en eso. Simplemente siempre espero poder lograr mis metas y sigo convencido de que puedo hacer cualquier cosa.

Cuando yo era niño, mis padres me enseñaron a establecer una meta, tomar medidas para lograrla, y luego llegar a mi meta. Después de años de imaginarme repetidas veces estos los resultados finales, nunca me sorprendía al final - cuando los alcanzaba. Pero este libro no es acerca de este logro de objetivos; en vez se trata de alterar la forma en cual se ven las cosas y también cambiar el enfoque de la vida.

En una palabra - *Si se puede* conseguir lo que quieres, ser la persona que quieres ser, y al mismo tiempo ser feliz. Las personas buenas no terminan en último lugar, si no que terminan *mejor*. Este libro trata de crecimiento personal, de la metamorfosis. Es mi deseo que comenzarás este libro como una persona y, utilizando las guías que se presentan aquí, terminar el libro como *otra* persona.

Introducción

Un hombre sagrado una vez dijo:

Setenta y cinco años, es la cantidad de tiempo que tienes si tienes suerte. Setenta y cinco inviernos, setenta y cinco primaveras, setenta y cinco veranos, y setenta y cinco otoños... ¿y cuando lo miras de esa manera, no es mucho tiempo, verdad? No desperdicies esos momentos, trata de mantener la cabeza fuera de la competencia feroz y trata de olvidar las cosas superficiales que preocupan tu existencia y trata de volver a lo que es importante ahora, ahora mismo, en este mismo segundo. Y no estoy diciendo que hay que dejar todo llegar a un paro, estoy diciendo que podría convertirte en un descubridor. Podrías estar amando más. Podrías estar tomando algunas oportunidades. Podrías estar viviendo más y pasando más tiempo con tu familia. Podrías estar en contacto con la parte de tu vida que *vive* en lugar de la parte de tu vida que vive en el miedo. Esta es la parte de tu vida que ama y no odia. Esta es la parte de tu vida que reconoce la humanidad en todos los seres.

Cita de la la película Holy Man, escrita por Tom Schulman.

Como Tomar El Control

Para poder hacer esto, es necesario dejar de lado el miedo y tomar el control de tu vida. Este libro se trata de eso: tomar el control de tu vida, vivir y ser todo lo que puedes ser, haciendo todo lo que eres capaz de hacer. Este libro les enseñará acerca de vivir sin miedo al fracaso, sin miedo al amor perdido, sin miedo de la pobreza, sin miedo del futuro, sin miedo de los extraños, sin miedo del futuro, o simplemente sin miedo de mañana cuando sale el sol. Durante un curso práctico, un grupo sabio se reía y me enseñaron cómo el miedo es a la misma vez ridículo y divertido. ¿Cómo es que la mayoría de la gente tiene miedo de todo y de todos, y sin embargo, todavía teman delante de estas mismas personas?

Tememos miedo a alguien que nos teme! Cuando piensas en el miedo de los demás de esa manera, no hay ninguna razón por la cual hay que tener miedo. Deja que el miedo se vaya. Aquellos que han hecho a un lado de sus miedos son los que inventan, son los que crean, son los que aman sin pudor, y son los que viven una vida plena y divertida, sin preocuparse de cómo todo va a salir. Viven sin preocuparse de lo que puede o no puede salir mal.

Muchos filósofos contemporáneos afirman que si uno vive la vida sin miedo y uno se abre a todas las posibilidades, el universo le proveerá todo lo que se necesita. Aunque estoy de acuerdo con este concepto, creo que en realidad, se puede controlar lo que le sucede a uno. Uno crea y es responsable de todo en la vida propia. Si uno quiere que algo suceda, y uno toma medidas para que esto ocurra, puede y va a suceder. Si uno se sienta cómodamente en el sofá y simplemente espera que los sueños se realicen, lo más probable es que no sucederán.

Una vez hablaron mis parientes más cercanos me hablaron acerca de tomar un viaje exótico con toda nuestra familia. Seguimos con la conversación a pesar de que había muchos obstáculos que podrían impedir que varios miembros de nuestra familia no pudieran ir. Creyendo firmemente que no existe 'si se puede' o 'no se puede', solamente lo haré o no lo haré, yo estaba decidido a superar todos los obstáculos y eliminar el que se interponía en nuestro camino, un paso a la vez. Temas monetarias, conflictos de programación, o excusas sencillas se trataron y fueron destruidas, uno a la vez, hasta que no había ninguno. Como resultado directo de mis acciones, todo el mundo en la familia fue en aquel viaje. Si simplemente me hubiese sentado detrás y hubiese esperado que los obstáculos que nos enfrentaban desaparecieran mágicamente, en vez de haber caminado por las divinas calles medievales y estrechas del pueblo de Eze, en la Riviera francesa con mi familia, yo hubiese estado enviando tarjetas postales. El pueblo de Eze, por cierto, es uno de los lugares más espectaculares y uno de los más divinos secretos en el planeta. Cuando Jack Nicholson y Morgan Freeman estaban siguiendo su historia en la película 'The Bucket List' (La Lista de Deseos), el pueblo de Eze estaba aparentemente en esa lista. Alli se ven los dos comiendo juntos con las hermosas vistas dando al Mediterráneo. Mi cliente dotado, Joey Melotti (quien fue el director musical para Michael Bolton, Michael Jackson, y Barry Manilow), premió a nuestra amistad con la revelación del secreto de la existencia de este pequeño pueblo medieval cuyas estrellas brillan sobre el mar en la Costa Azul. Pero nunca me hubiese encontrado con Joey y nunca hubiese trabajado con él si no hubiera seguido las mismas lecciones que comparto con ustedes en este libro.

A medida en que los años pasan, nuestra familia ha tenido dos viajes exóticos, cada uno de ellos con sus propios obstáculos. Y cada vez nos reunimos y superamos esos obstáculos, uno a la vez. De esta manera, nuestro grupo ha podido viajar por toda Irlanda, inclusive celebrando el día de San Patricio en Dublín.

En el segundo viaje, nos encontramos caminando sobre la playa de Bondi en Sídney, Australia. En efecto, la familia se ha vuelto tan acostumbrados a la superación de cualquier obstáculo con respecto a viajar, que todos están esperando con mucha impaciencia nuestra próxima aventura!

Capítulo Uno

Vivir con Integridad

Mantén tus pensamientos positivos porque tus pensamientos se convierten en tus palabras Mantén tus palabras positivas porque tus palabras se convierten en tus comportamientos. Mantén tus comportamientos positivos porque tus comportamientos se convierten en tus hábitos. Mantén tus hábitos positivos porque tus hábitos se convierten en tus valores. Mantén tus valores positivos, porque tus valores se convierten en tu destino.

-Gandhi

Tus propias palabras son los ladrillos y cemento que forman los sueños que deseas realizar. Tus palabras son el mayor poder que tienes (aparte del poder de de mantener tu palabra). Las palabras que elijes y las palabras que utilizas, establecen la vida que vives. Sin embargo... son los hechos y no las palabras que efectúan la realización de tus sueños. Escribí tus pensamientos, visualiza tus sueños para hacerlos realidad en tu propia mente, y después tomaacción todo los días para alcanzar tus metas... un paso a la vez.

-derivado de **Sonia Choquett**

Si uno no vive la vida con integridad, no vamos a ser capaz de alinearnos con el poder que este libro trata de enseñar. A todos nos gusta creer que somos sinceros y honestos. Es posible que uno mismo se haya decididamente convencido que estamos viviendo con integridad. Sin embargo, lo más probable es que no estamos viviendo con integridad.

¿Mantienes todas sus citas? ¿Siempre llegas en el momento exacto de tu cita – todas las veces? ¿Haces planes y luego no mantienes esos planes? ¿Le dices a alguien que vas a estar en algún lugar y luego le cancelas?

Como Tomar El Control

El propósito de este capítulo es demostrar que, aunque puedes *pensar* que estás viviendo con integridad, no lo eres. Este libro te guiará a una transformación hacia una persona de integridad; sólo entonces puedes continuar con la siguiente parte de tu crecimiento personal.

Debes hacerte una promesa a tí mismo para mantener todos tus acuerdos con todas las personas. No sólo ciertos acuerdos, pero todos ellos. En realidad, es mucho más fácil mantener los acuerdos que no mantenerlos. Es mucho más fácil de lo que uno podría pensar. Se hace un compromiso de hacer algo y luego *se honra*. Y lo mejor de todo esto es que la próxima vez que vea a esa persona, no hay ninguna necesidad de inventar mentiras. No hay ninguna necesidad de crear excusas. Y no es necesario tener que recordar lo que fue dicho anteriormente con el fin de cubrir el fallo de haber mantenido el compromiso. Ser honesto con uno mismo y a la misma vez con todos los demás alrededor es mucho más fácil que el inverso porque cuando se vive con integridad, se necesita mucho menos esfuerzo. Hay que siempre tener en cuenta que es mucho más *complicado* tejer una telaraña de mentiras y a la vez estar tratando de mantener estas mentiras sin que una mismo sea atrapado en la telaraña.

Como una persona de integridad, nos convertiremos en un amigo de confianza. Seremos un asociado de trabajo de confianza. Seremos un compañero de confianza. Uno se va ir convirtiendo en una persona a quien los demás pueden confiar. Jamás se van a crear sorpresas desagradables. La gente realmente odia las sorpresas (a menos que sea una fiesta). La gente va a aprender a admirar tu integridad. Ellos comenzarán a creer que tú eres una persona de integridad en todos los sentidos, no sólo en tu relación con ellos.

¿Por qué es importante la integridad? Hoy día en nuestro mundo cuando todo el mundo está tratando de eludir las consecuencias de sus propias acciones, una persona que mantiene sus acuerdos resaltará del resto. Por ejemplo, mis hijas y sus amigos piensan que la mayoría de los abogados siempre mienten. Tienen esta idea de la televisión y de las películas. Después de haber sido abogado durante décadas, ya sé que los abogados no mienten siempre, en vez simplemente luchan por un punto de vista, ya tenga merito o no. Los abogados no siempre toman posiciones sin mérito. La realidad es que solía haber reglas que requerían que los abogados sólo podían tomar una posición que se basaba en los hechos y en esa la ley que podría ser una extensión discutible de la ley. Pero, como un reflejo de cómo la sociedad mira a los abogados, algunas de esas normas se relajaron y la ética jurídica fue tristemente erosionada. Esto fue a causo de sanciones limitadas a los litigios frívolos o los litigios sin fundamento. Mirando hacia atrás, no puedo creer que me sorprendió que esta erosión de la ética fuera un fenómeno social masivo. Esta misma erosión de ética no se limita sólo a la profesión jurídica y a las grandes empresas.

A finales de 1990 cuando empecé a darme cuenta de lo que sucedía, me lamentaba esta erosión de la ética. Como presidente de mi colegio de abogados local, muchas veces me preguntaban sobre la decadencia de la profesión jurídica. Recuerdo conscientemente decidir que no iba a tratar de sacar provecho de mis adversarios a través de una conducta no ética o de una conducta deshonesta. Cuando hacía un acuerdo con un adversario, yo honraba mi acuerdo. Siempre fui honesto al hablar de hechos y cuestiones con los jueces en los tribunales. Como yo había demostrado ser una persona de integridad, los jueces sabían que podían confiar que yo diría la verdad. Como resultado cuando yo estaba en la corte, mi integridad resolvía cualquier duda en mi favor. Por lo contrario, mis oponentes se enojaron conmigo y a la vez cometían errores llevados por sus emociones. Como consecuencia de mi integridad, tenía una tasa inusualmente con alto nivel de éxito y era por lo tanto un gran éxito. Por supuesto, siempre me esperaba tener éxito y, como explicaré más adelante en el libro, mis expectativas casi siempre fueron logradas.

Cuando leo un libro de aprendizaje, naturalmente quiero saber, "¿Qué es exactamente lo que tengo que hacer?" En este punto de tu crecimiento personal, lo único que tienes que hacer es hacer un firme compromiso de mantener los acuerdos. Cuando uno le dice a alguien que se van a reunir en algún lugar al mediodía, está allí al mediodía. Si uno se detiene por algo fuera de propio control, se les explica con tiempo la causa de la demora y se da la disculpa lo más antes posible. La gente perdona cuando uno es honesto con ellos. Cuando uno se compromete a acompañar a alguien a una hora determinada, uno se debe presenta puntualmente para acompañarlos. Cuando se da la palabra a alguien de lo que uno hará, se hace. Y se hace a la hora que fue aceptada. Y se hace exactamente cómo fue aceptado hacerlo.

Tan simple como esto suena, la mayoría de la gente ha vivido en una vida de cancelación y excusa. Uno le dice a alguien que va a reunirse con ellos el día martes al mediodía. El lunes alguien llama y pide que uno haga algo que nos gustaría hacer más el mismo martes. Pero estos planes nuevos van a impedir mantener el compromiso anterior. La mayoría de la gente va a cancelar el primer compromiso. Algunos de ustedes no cancelan, pero simplemente no aparecen. Pero las personas con integridad mantendrán sus compromisos *previos* y no darán *excusas*. Una persona con integridad le explicará a la segunda persona que ya han hecho un compromiso previo y trataran de reprogramar o simplemente dar la más sinceras de disculpas por no poder aceptar la segunda invitación.

Toda persona que mantiene su palabra se convierte en la persona de su palabra. Su palabra se convierte en su vínculo. La persona quien lo presentó con la segunda oferta respetará cuando le dices que no puedes aceptar la invitación porque tienes un compromiso previo. De la misma manera, ellos van a aprender a confiar en que vas a mantener los compromisos con ellos igual que como lo haces con otras personas. Vive una vida de integridad y serás recompensado en muchísimas maneras inesperadas.

Capitulo Dos

Relaciones

Si compartimos con cariño, alegría y amor, vamos a crear abundancia y felicidad uno para el otro. Y entonces este momento habrá valido la pena.

-Deepak Chopra

La parte más importante de nuestra vida son nuestras relaciones- nuestras relaciones con la familia, amigos y asociados. Algunos piensan que las relaciones son complejas y difíciles. Y algunos piensan que las relaciones son gratificantes. A muchos les resulta difícil formar y mantener relaciones. Pero yo les mostraré cómo crear y mantener relaciones saludables y felices. Un secreto que voy a discutir en este capítulo es el arte de la eliminación de las desilusiones en relaciones. Esto se hace eliminando las expectativas egocéntricas y aceptando las personas como son. Como seres humanos miramos hacia afuera pero sentimos hacia adentro. Creemos que sabemos lo que nos gusta, lo que queremos y lo que necesitamos, y proyectamos estas falsas ilusiones a otras personas.

Cuando se trata de relaciones, la mayoría de nosotros

aceptamos a todo el que venga, pensando que si hay algo que no nos gusta de alguien, simplemente lo cambiaremos. Esto significa que definitivamente la realidad es que *no* aceptamos las personas por lo que son. Lo que ocurre es que nosotros creemos que podemos moldearlos en la persona que *queremos* que *sean*. Si creemos esto, simplemente nos estamos engañando a nosotros mismos.

Algunos de mis amigos más íntimos han vivido vidas de frustración porque no pueden lograr tener relaciones exitosas. Sus relaciones no funcionan porque cada vez subconscientemente e intencionalmente eligen a la persona equivocada. Durante una serie de grupos de encuentro un sabio profesor, El Dr. Jay Savage de la Universidad del Sur de California, me enseñó que las personas tienen un miedo inherente de confiar en alguien debido a la posibilidad de ser heridos.

En nuestros grupos de encuentro hicimos ejercicios de confianza. Allí nosotros recibimos instrucciones de ponernos de pie, mantener los ojos cerrados y caernos rígidamente hacia atrás. Al mismo tiempo debíamos confiar en que los demás miembros del grupo nos iban a sostener antes de que nos cayéramos. Asombrosamente, a pesar de que siempre había varios miembros del grupo permanente y listo para parar la caída, la mayoría del grupo no pudo dejar de lado su miedo. Esas personas que exhibían esta falta de capacidad de confiar en los demás miembros del grupo eran las mismas personas que, y no por coincidencia, eran incapaces de formar una relación duradera.

Durante varios años de compartir con el grupo a cerca de nuestros sentimientos, nos enteramos de que el miedo y la desconfianza parece ser que gobiernan muchos de nosotros. Para muchas personas el truco está en aprender a deshacernos del miedo y de la desconfianza. De nuevo, la respuesta es tan sencilla que es sorprendente que todo el mundo no la reconoce fácilmente En primer lugar, tenemos que aceptar el concepto de que el espíritu humano es básicamente bueno a pesar de que cada persona es un individuo distinto. En segundo lugar, debemos desechar nuestras ideas preconcebidas y expectativas que vienen de otras personas. Se puede decir que, sin expectativas, no puede haber desilusiones. Si uno se da cuenta de eso, y acepta a las personas como son, nunca, nunca, nunca volverán a ser decepcionado. Si suelta la necesidad *egoísta* de crear expectativas, uno se inspirará y sentirá motivación para disolver todas las expectativas de los demás.

Si quieres que los demás sean felices, practica la compasión. Si quieres ser feliz, practica la compasión.

-El Dalai Lama

Echen un vistazo a los amigos y familia y mírenlos por lo que realmente son. Y no mirarlos como nos *gustaría* que fueran. No los miremos como algo más o algo menos de lo que realmente son.

La gente entretiene y hacen la vida divertida porque las personas son todas diferentes. Si uno tiene un amigo extravagante o un amigo que siempre esta de mal humor, entiendan que esos individuos son de esa manera. Y es muy probable que permanezcan así para siempre. Si uno sabe quiénes son y uno acepta que no van a cambiar, entonces uno puede optar por aceptar y disfrutar de ellos de la forma en que son como un amigo. O uno puede decidir que no serán más amigos. Por desgracia cuando se trata de miembros de la familia, sólo tenemos que tolerarlos si nos gustan o no. Eso es como es. Y punto final. Y la respuesta es 'no', los familiares **no** *se pueden cambiar*... así que dejen de perder el tiempo tratando.

Hay una vieja broma: "¿Cuántos psiquiatras se necesitan para cambiar una bombilla? Solamente un psiquiatra, pero la bombilla tiene que querer cambiar." La gente es así. Después que maduran y han terminado con su educación, casi nadie cambia. La gente se fija en sus maneras, como dice el refrán. Cuando uno se pone a pensar, las personas son como el cemento: una vez que el cemento se encuentra en una cierta configuración, permanecerá en esa misma forma para siempre. Permanecerá de esa forma hasta que se convierte en polvo. Es igual que con nosotros que con el tiempo nos convertiremos en polvo...

Así que hemos establecido que no se puede cambiar a nadie a menos que la persona quiera cambiar. También hemos establecido que la mayoría de la gente tiene miedo al cambio y no cambiarán. Eso nos deja con la opción de aceptarlos como son o no aceptarlos del todo.

Hoy en día, una relación con alguien que no se puede aceptar, se llama una relación *tóxica*. Para seguir siendo una persona positiva y feliz, lamentablemente tiene que librarse de las relaciones tóxicas. Y no importa el tiempo que han durado. Una presentadora de radio y televisión y autora de nuestra alma mater, la USC, mi amiga Debbi Dachinger, dice que uno sabe quien no debe estar en tu vida por la forma en que te sientes *después* de que esa persona se ha ido.

. Ella dice que si te dejan con una sensación amarga en el estómago, no es alguien que debe estar alrededor tuyo. En cambio cuando las personas correctas se van, ellos dejan una sensación increíble y magnifica. Dedica el tiempo con gente inteligente, cálida y con buenas intenciones. Hay un montón de ellos por ahí... y están buscando a alguien como tú.

Mientras yo estaba escribiendo este libro, alguien me pregunto si las personas negativas en algún momento serian reemplazadas por personas positivas. Después de pensar en esta pregunta, llegué a una realización sorprendente. Le contesté que cada vez que suelto una relación tóxica, enseguida esta sustituida por una avalancha de gente positiva. Estas nuevas personas al mismo tiempo se sienten atraído por mi energía positiva. Es sorprendente descubrir cómo le gran parte de mi energía había sido aspirada por la gente negativa que deje ir. Y a la vez poder ver cómo las personas positivas que les sustituyan traían energía positiva.

Entonces, la primera lección es aceptar a las personas tal cual como son y no esperar que sean nada más de lo que son. No hay expectativas, y tampoco quejas. La siguiente lección es que uno necesita librarse de las relaciones tóxicas. Si no nos gusta la forma en que alguien es o cómo nos hacen sentir, debemos tomar la decisión de no estar con ellos... nunca. Esto es más fácil de lo que uno piensa. Y una vez que por la liberación uno suelte a una relación tóxica se abrirá un espacio en la vida para un nuevo amigo... como por arte de magia estas diferentes personas van a aparecer.

Y, si uno comienza una relación con integridad y al mismo tiempo con una persona de integridad, y acepta a esta persona tal como es, y también nos hacen sentir bien, entonces sí que ahora tenemos una excelente oportunidad para formar una relación positiva, duradera y con apoyo.

Cuanto menos abres tu corazón a los demás, más tu corazón sufre. Aunque olvidarán lo que dijiste, nunca olvidarán cómo los hiciste sentir. Abre tu corazón y te hará sentir increíble y nunca lo olvidarán.

-derivado De Deepak Chopra y Maya Angelou

Como Tomar El Control

Hemos aprendido aceptar a las personas tal como son, sin envolver nuestras propias expectativas sobre ellos. Y hemos aprendido como rodearnos de los que nos hacen sentir bien. A continuación, tenemos que dejar de lado el miedo y la desconfianza, para que la relación crezca. Es ampliamente citado que cuando una puerta se cierra, otra puerta se abre. Pero la realidad es que muchas personas se pasan mucho tiempo mirando la puerta cerrada detrás. Y por esta razón ellos ni siquiera ven la puerta abierta delante de ellos. Y lamentablemente mucho menos pueden lograr pasar a través de ella. Ese es un ejemplo del efecto del temor y de la desconfianza.

Instintivamente sin saber lo que nos espera, sabemos que para seguir adelante no nos puede dar miedo. Cuando éramos jóvenes, subirse a la montaña rusa en la oscuridad daba miedo. Pero al mismo tiempo también era emocionante, era estimulante y era divertido. Realmente teníamos ganas de montar la montaña rusa con nuestros amigos. Sin embargo, algo relacionado con el envejecimiento nos ha quitado toda esa emoción de las aventuras desconocidas que al mismo tiempo nos daban miedo y que hace sólo unos pocos años encontrábamos tan atractivo. Ese *algo* es la realización de que no somos inmortales, y de que podemos ser heridos.

En el contexto de relaciones, todos sabemos que si la relación no funciona, alguien sin duda se sentirá herido. Y al ser egocéntricos, en forma egoísta creemos que vamos a ser el que va ser herido. Esa falsa suposición afecta la cantidad de miedo y la cantidad de desconfianza que traemos a cada relación nueva. Sin embargo, hay un refrán muy genuino que aquí debemos aplicar: *No hay recompensa sin riesgo.* Repita después de mí, "*sin riesgo no hay recompensa*". Así que la próxima lección es acerca de tomar riesgos sin dejar que el miedo nos detenga.

Me gustaría hablar un poco sobre el tema de riesgo. Si estudiamos las personas que han tenido éxito en la vida, veremos un denominador en común. Nunca fueron desalentados por el riesgo y tampoco por el miedo al fracaso. Muchas personas de éxito

han ido por 'las ramas' para poder lograr lo que querían, es decir, que han tomado riesgos. Cuando escuché estas palabras, yo estaba decidido a vivir mi vida en forma no sólo por las ramas, pero si no por todo el camino hasta las hojas si lo era necesario. Ir tan lejos como podía ir, y tomar tanto riesgo como yo podría tomar, sin caerme fuera del árbol.

En realidad, nunca ni si quiera pensé en caerme del árbol. Esto debido a que nunca creí que era una posibilidad. Claro, cuando hoy día miro hacia atrás, la realidad es que me caí muchas veces. Quizás me caí más veces de las que tuve éxito. Pero nunca le di mucha importancia a eso. Tomé la decisión de dejar de lado al miedo y en esa manera los riesgos ya no se veían tan amenazadores.

En el contexto de relaciones, nos estamos jugando a nuestros corazones. Estamos jugando a nuestras mentes y a nuestras almas. Eso podría ser realmente atemorizante. Pero tenemos que dejar de lado el miedo, porque sin correr el riesgo de ser herido, no podemos obtener el premio de una buena relación. Si se trata de una relación de amor, aquí es donde el riesgo es el más grande, al igual que la recompensa. Es ahí donde el miedo a la confianza asoma su cabeza fea en plena luz del día. La cosa más valiente que podemos hacer es confiar en alguien de una manera tan grande que nos podemos imaginar que nos vamos a morir si traicionamos a su confianza. Pero no se puede hacer a menos que hemos dejado totalmente de lado el miedo.

La receta para crear la magia que llamamos "amor hasta el fin del mundo' es dejar ir al miedo y a la misma vez dar paso a la confianza. ¿Recuerdan que antes nos enteramos de que el miedo es una tontería, porque todo el mundo tiene miedo y es una tontería tener miedo de alguien que tiene miedo de ti? Además, recuerden que uno no puede mantener una relación duradera mientras uno vive con el monstruo de la envidia, el monstruo verde... los celos. Monstruos verdes crean relaciones tóxicas, y anteriormente hemos aprendido que debemos deshacernos de todas las relaciones tóxicas.

En las relaciones amorosas, la lujuria es lo primero. Pero cuando eso desaparece te quedas con una persona a la que debes aceptar tal como son, y sin temor comenzar a hacer crecer la relación. Esta relación debe crecer de una manera que el resultado final será confiar en ellos con todo tu ser. En realidad, todas las relaciones entre amigos y relaciones de la familia deben ser así. Cada relación debe ser basada en la confianza y la aceptación. Y no se debe tener ningún miedo a la pérdida de la aceptación y la confianza. Porque sin riesgo, no hay recompensa.

Recuerden que se sentirán naturalmente atraídos a las personas que los apoyan y que tienen los gustos y las preferencias similares. Al mismo tiempo estarán reconociendo y liberándose de las relaciones que potencialmente son tóxicas. (A menos que, como muchas personas, sostendrán el miedo. En ese caso siempre van a elegir a alguien que ya se sabe jamás va funcionar. Porque uno inconscientemente sabe que si nunca nos comprometemos totalmente, no existe el riesgo real que viene con el dolor de una pérdida.)

Intenten este ejercicio: La próxima vez que se sienten atraídos por alguien, ya sea como un amigo o como un amante, intenten seguir la intuición. Y cuando el miedo susurra en el oído, simplemente responda a esa voz que viene del interior: "Gracias por compartir y hacerme saber", y adelante con el desarrollo de la relación, de frente, sin pausa ni precaución. Con el tiempo, aprenderán lo suficiente acerca de esa otra persona para saber si pueden aceptarlos como son. Y si resulta que hay una rechaza, ¿y qué? Vivieron, sintieron y se aprendido de la experiencia.

Hay que dejar de lado los aspectos negativos y reconocer los aspectos positivos de las relaciones fallecidas. Hay que aprender de las experiencias. Dejen que la decepción que fue creada en vez sirva como una nueva oportunidad. Ir hacia adelante a través de la próxima puerta sin detenerse a mirar hacia atrás a la puerta que acaba de cerrar. De esta manera, se aprenderá que se tiene mucho menos que perder y mucho *más* que ganar.

Oración de la Gestalt

Yo hago lo mío y tú haces lo tuyo.
Yo no estoy en este mundo
a la altura de tus expectativas,
Y tú no estás en este mundo
a la altura de las mías.
Tú eres tú y yo soy yo, y si por
casualidad nos encontramos el uno
al otro, es hermoso.
Si no, no se puede evitar.

—Fritz Perls

Capítulo Tres

Encontrar Su Compañero de Vida

La vida es divertida. La mayoría de la gente pone más esfuerzo en la compra de un producto que el esfuerzo que ponen en la búsqueda de un compañero. La gente pone mucho tiempo leyendo sobre comparaciones entre productos antes de que finalmente compren el producto. Comparan los productos cuidadosamente y seleccionan las especificaciones, leen un montón de las críticas, analizan laboriosamente los pros y las contras, y comparan marcas particulares.

Sin embargo, cuando se trata de encontrar una pareja, la mayoría de la gente procede ciegamente, apenas conociendo a un extraño antes de involucrarse y juntarse. Por ejemplo, nadie piensa mal en ir a un bar o a una fiesta para conocer una posible pareja.

Sin embargo, un comprador de éxito nunca iría a un lote de autos usados y simplemente elegir el coche más bonito sin conducirlo y tenerlo totalmente revisado por un mecánico calificado. Por ejemplo, antes de comprar un Smartphone, un televisor, un sistema de audio, una tableta o una computadora la mayoría de la gente escucha a los expertos como el individuo de la tecnología mi amigo Leo Laporte.

¿Por qué la paradoja? ¿Por qué usamos menos energía mental para localizar una pareja adecuada de lo que usamos para localizar un coche o un teléfono nuevo o usado? Como el Dr. Spock diría: "Eso es *ilógico*." Esta falta de previsión es probablemente la causa más importante del sorprendentemente porcentaje *alto* de relaciones rotas.

Después de un fallado matrimonio, encontré una gran relación y la mantuve saludable por más de dos décadas. Durante mi divorcio de mi primera esposa, me di cuenta de que no tenía ni idea de lo que estaba haciendo cuando me casé por primera vez. Cuando elegí mi primera esposa, me deje llevar por las emociones y la fantasía, y no por mi intuición y mi cerebro.

Inclusive, ni siquiera estoy seguro de que cognitivamente sabía lo que estaba haciendo antes de que me vi envuelto en la relación. Por supuesto la emoción juega un papel importante en una relación, pero el amor representa sólo una parte de nuestras vidas.

Uno de los temas principales de este libro es aprender a crear una propia visión de uno mismo y hacer realidad esta visión. Utilizando esta metodología, se puede crear una ideal relación de sueños y vivirla. Esto no es una idea nueva. Durante décadas la gente ha sabido lo que recientemente se ha llamado 'El Secreto'. Llámalo intención o la creación, la premisa es simple y funciona: Si quieres encontrar la relación que deseas, debes crear primero la

posibilidad de la misma. Debes crear el espacio en la mente para permitir esta posibilidad. La forma en que yo lo hice fue lo siguiente: me lo imaginaba y lo escribí en un papel exactamente lo que quería en una pareja. Yo estaba interesado en muchas cosas, algunas de las cuales aparecen superficiales, pero son importantes para las relaciones.

Creé un gol, por falta de un término mejor. Visualicé como quería que parezca mi pareja. Anoté detalles, para que yo pudiera imaginármela en mi mente. Especifiqué el color del pelo, el color de ojo, altura, peso, etc. Entonces me puse egoísta y escribí las características que quería que ella tuviera, sus gustos y disgustos, y su estatus en la vida. En resumen, al igual que el autor de un guión, cree un personaje y sin temor me atreví a pedir que este 'guion' se haga mi realidad. (Discutiremos miedo al éxito con mayor detalle más adelante en este libro.) Yo digo que me atreví sin temor porque la persona que yo había creado era exactamente el tipo de persona que en la escuela secundaria y en la universidad me había dado miedo ni si quiera acercarme. Pero, parte de esta lección es el tema que se repite: se debe poner el miedo a un lado con el fin de lograr los objetivos.

Dentro de unas semanas después de que comencé a visualizar mi pareja potencial, me presentaron a y también atrae, varias mujeres que eran sorprendentemente similares a mi visión. En realidad, tuve mi elección de pareja, todos las cuales eran el tipo de mujer que había pasado toda mi vida pensando que nunca podríaconquistar. Más allá del tema de las apariencias, el temperamento también tenía que igualar mi descripción. Esto me permitió reducir la elección a una mujer. No es sorprendente que a pocas semanas de la reunión, los dos creíamos que íbamos a pasar el resto de nuestras vidas juntos. Aunque nunca hay ninguna garantía de que, dado que las personas cambian con el tiempo y pueden crecer aparte, nos fuimos hacia adelante con una muy larga y fructífera relación - que por desgracia se desvaneció como resultado de un crecimiento personal y el paso del tiempo. Como dice en la oración de Gestalt... a veces no se puede evitar.

Pero yo no cambiaría esos momentos o esas experiencias por nada.

La visualización de la creación escrita no es tan trivial como algunos quieren reclamar. Nací y vivo en, el sur de California. La repetición de la broma y el realismo espiritual del capítulo anterior, "¿Cuántos psiquiatras se necesitan para cambiar una bombilla? Uno de ellos, pero la bombilla tiene que querer cambiar. "Esto pone de relieve mi creencia de que no se puede cambiar a la gente. Una vez que abrazan esta comprensión, serán capaces de llegar a un acuerdo que acepta a las personas tal como son.

Si no se puede cambiar a la gente, y están en busca de una relación duradera, deben encontrar y elegir a una persona a quien pueden aceptar en la forma en que son. Si se elige a alguien a quien necesitan cambiar, la relación va estar condenada. Es un hecho comprobado que no se puede cambiar a alguien a menos que *ellos* quieran cambiar, y en general la gente realmente no desea cambiar... nunca. Si realmente creyeron que no se puede cambiar a la gente, no se molesten en encontrar a alguien que nos sentimos que necesitamos cambiar.

Si tienen miedo de encontrar a la persona adecuada, miedo

porque no quieren que al final realmente pueda doler, entonces cada vez van a encontrar a la persona equivocada, por que el miedo subconsciente y la necesidad de protegerte mandaran impulsos defensivos. Pueden protegerse del dolor extremo de perder el amor de su vida, si cada vez que salen, van a la búsqueda por la persona equivocada. Es menos riesgoso de esa manera. Pero, recuerden, sin riesgo no hay *premio*. Nunca encontrarán a la persona adecuada.

Si están de acuerdo para ser realmente valiente y no tener miedo de encontrar una relación que es tan bella y fabulosa que se morirían si se pierde, sólo tienen que consolidar esta visión con ponerlo en papel; esto, a su vez, abre las posibilidades, y entonces van a atraer a la persona adecuada. Sólo tienen que dejar de lado las dudas y creer. Renuncien a la "esperanza", que se basa en la *falta* de acción y simplemente crean en el poder de crear la relación que necesitan y quieren. Se necesita valor para crear el espacio para la posibilidad de una relación que es tan fuerte que no podrían imaginar tener que soportar el dolor si se pierde. Hay que renunciar al miedo. Sin riesgo, no hay recompensa. Ponerse al cabo y atraerá lo que se necesita. Entonces, ya que tienen una imagen en la mente (y un mapa escrito) de la persona adecuada, los reconocerán cuando los conocen. Es simple, y funciona.

También es muy importante la aceptación de uno mismo. Deben aceptarse como son. Acepten todas sus imperfecciones y su humanidad. Una vez que han aceptado ser como son, ya no hay que preocuparse por lo que otros puedan decir o puedan pensar acerca de uno. Las críticas de afuera pueden ser causadas por los celos o el miedo No deben permitir que los celos o el temor de otros afecten la forma en que se sienten acerca de ustedes mismos.

Nadie puede hacernos sentir mal sin el permiso nuestro. Eres buena persona. Eres un ser perfecto. Eso no está diciendo que todos nosotros no nos vendría bien algunas mejorías en algunos áreas diferentes. Pero la aceptación de nosotros mismos no es un impedimento para la mejoría. Cuando pierden esos miedos, será más probable que también se pierdan el miedo al cambio. De repente se encentraran que el cambio es bueno... incluso divertido. Una vez que se abraza el cambio y ya no se le tiene miedo, entonces si se puede aceptar la idea de cambiar para convertirse en una versión mejorada de sí mismo.

Sólo la lectura de este libro ha abierto la posibilidad de un cambio personal. Si consideran y aceptan eso, también pueden controlar sus vidas a través de la aceptación y la creación de la *visión* de sus vidas. Entonces, ya están empezando a aceptar el cambio, a través de un cambio en la forma de pensar.

Recuerden que deben estar con alguien que promete darles líneas en la cara de lo tanto que se van a reír juntos cuando sean viejo, y que les dicen que están orgullosos de ustedes diariamente, y que ponen su felicidad en el mismo nivel como la de ellos, que utilizan superlativos positivos al describir su relación, y que utilizan *cuando*, no *si* al hablar de su futuro y cómo encajan en ella.

Capítulo Cuatro

Sellar el Acuerdo

Cuando usted cree que ha encontrado la persona con la cual desea pasar el resto de su vida y que está dispuesto a arriesgarlo todo para que la relación funcione, ¿qué haces? El 'viejo' tu estaría muy asustado y entonces tu subconsciente comenzaría a pensar en excusas para arruinar la relación.

El "nuevo" tu, que no conoce el miedo, acepta la gente tal como son, no tiene expectativas, es una persona de integridad, y comunica francamente. Para la mayoría de la gente, esa persona parece ser fuerte, apasionada, y atractiva. Pero la realidad es que puedes haberte convertido en alguien que intimida a algunas personas, especialmente las personas que no han dejado sus temores detrás y tampoco se aceptan a sí mismos tal como son. Tienes el potencial de ser una persona de influencia, no sólo con tus amigos, pero también a tu amante. Vas a representar a una persona valiente y con integridad, dispuesta a correr riesgos y aceptar el cambio. Un compañero se comprometerá a la relación sin miedo y sin dudas porque va poder ver que eres una persona con una manera segura y estable. Ellos se sentirán atraídos por tu poder interior, que va ser alimentado por tu dedicación a la integridad y la honestidad.

Séan románticos si se sienten románticos. No dejen para más tarde lo que sienten ahora. Dediquen un tiempo todo los días para comunicarle sus sentimientos como pareja. Compartan con sus parejas que los hacen sentir maravilloso y llenos de vida. Siempre hagan que se sientan especiales. Sabemos que ellos son especiales, así que aseguren de hacerles saber que lo saben. Hagan que cada día sea memorable.

Sean considerados. Entiendan que no son el centro del universo. Simplemente son un cuerpo celestial atraído por la físicaal correspondiente cuerpo celestial. Hay que divertirse con nuestra pareja. Si se quedan sin cosas nuevas que hacer entre pareja, compren un libro de Laura Maíz- que tiene muchísimas divertidas ideas presentadas en maneras creativas y únicas... todos garantizados para causar un resultado positivo y sensual.

Si han hecho las cosas bien, casi instantáneamente los dos van a querer pasar el resto de sus vidas juntas. Sus deseos no serán empañados por el miedo, la duda, o cualquier otra cosa. Ya sabrán lo que quieren, no temerán, y la pareja va a entender que son la pareja correcta y van a rendirse a sus propios deseos internos. Serán tan atraídos por estos poderes que serán irresistible. Cada uno de ustedes estará tan seguro en la relación que encontrará que ambos desarrollan intereses independientes y al mismo tiempo desarrollan diferentes proyectos de trabajo. Esta relación es sin duda exitosa por que fue creada sin celos y con el apoyo de ambos.

De esta manera cada persona se convierte en un ser completo y sin dudas.

Capítulo Cinco

Mantener la Relación

Que el mundo termina el 21 de diciembre de 2012, cuando el calendario maya termino o cualquier otro momento proyectado ha demostrado ser poco probable. Sin embargo, ¿por qué no vives el próximo año como si fuera el último año de tu vida? Hacer cada día memorable.

No importa lo ocupado que estés, no te apresarse con los encuentros con compañeros de trabajo, familiares y amigos. Habla suavemente. Escucha atentamente. Actua como si todas las conversaciones que tienes son las más importante en tu mente ese día. Mira todos a los ojos cuando hablan. Acaricia al gato, gato, acaricia al perro, mostra amor a cada persona que conoces... y ve lo diferente que te sientes al final de cada día por el próximo año. A lo mejor puedes decidir vivir así para siempre ;). (Eso es un guiño y una sonrisa en el idioma del texto).

Una vez que hayan echado el miedo al viento, y una vez que hayan anotado su descripción (o dibujado una imagen en la mente), y una vez que hayan creado a esa persona perfecta... ¿Cómo se mantiene la relación? Ya he explicado el poder de la integridad. La integridad es de suma importancia para cualquier relación. Así que lo primero que deben hacer es mantener todos sus acuerdos con su pareja. A pesar de que saben que él o ella los perdonarán si no mantienen los acuerdos, la *incapacidad* de permanecer dentro de los límites de la integridad debilita el vínculo entre las personas. Esto lo explique en el capítulo 1.

A continuación, hay que aceptar a nuestra pareja tal como son. Perdonar y aceptar su humanidad, sus debilidades, sus miedos y su infrecuente falta de integridad. Hay que siempre recordar que tenemos un acuerdo interno de *no tratar* de cambiarlos. Hay que mantener un sentido del humor. No hay que tomarse tan en serio. La vida está aquí para disfrutar, así que adelante y disfruten de ella. La siguiente cosa importante en una relación es la *comunicación*. Deben renunciar al miedo (hay esa palabra otra vez) y expresar los sentimientos y los pensamientos con nuestra pareja. Todo el mundo cree que sabe lo que la otra persona piensa o siente. Qué arrogante es eso!

La única manera en la cual cada persona en la pareja puede

saber cómo pensamos o como nos sentimos es si uno le dice y le muestra a la otra persona. Debemos compartir nuestras ideas,

nuestros sueños, nuestros miedos, nuestras debilidades y nuestra humanidad con nuestra pareja. Hay que darse completamente y desinteresadamente a nuestra pareja. Sólo en ese momento alcanzaremos el nivel de comunicación necesaria para mantener una relación saludable.

No estoy diciendo que debemos volcarle todas nuestras "cosas" amuestra pareja. En realidad, estoy diciendo de *no* volcar sobre nuestra pareja. Al compartir nuestros sentimientos, no estamos volcando. En cambio estamos renunciando el miedo y el egoísmo. Cuando uno se queja, uno está volcando. No debemos quejarnos. En cambio debemos explicar cómo nos sentimos. Y cuando se ama a alguien, hay que decírselo... a menudo.

Como expliqué antes, yo crecí en los años setenta y participé en los cursos universitarios que se pueden describir como grupos de encuentro. Me quedé impresionado de cómo algunas familias nunca comunicaban sus sentimientos. Vi que cuando uno no comparte los sentimientos esta cría la desconfianza y esto cría la ira. Descubrí que a los hombres les resulta difícil compartir sentimientos.

En efecto, muchos hombres piensan que mostrar las emociones es un signo de debilidad. Eso puede ser correcto en el mundo de los negocios, pero en el mundo de relaciónes, nada promueve una sana relación más como mostrar las emociones a nuestra pareja. Para aquellos que encuentran que su pareja no puede romper la barrera sentimental, me permito sugerir terapia de pareja, cualquier libro de Laura Maíz-su último es 'Todavía me das Mariposas' o, tal vez, este mismo libro.

Nunca se vaya sin palabras amorosas para recordar durante su ausencia. Puede ser que no se reunirá de nuevo en esta vida.

-Anónimo

Las personas se comunican en más de un nivel. Presten atención a los señales emitidos entre pareja y traten de reconocer las señales que están emitiendo. Cuando las personas hablan, hay una comunicación que ocurre al mismo tiempo que no es verbal. Tomen el tiempo para reconocer las expresiones, la respiración y el lenguaje corporal entre pareja. Esto les ayudará a comprender completamente lo que están comunicando. Si no creen que esto es importante, solo hay que pasar un poco de tiempo alrededor de un adolescente que está enviando mensajes de texto o mensajes a través del Internet. En ese momento se puede ver que desprendidos, confundidos y molestos se ponen con este tipo de comunicación impersonal.

A continuación se presentan 20 consejos matrimoniales muy sabios de un hombre que se divorció recientemente. Aunque fue escrito acerca de su esposa, estos consejos podrían ser aplicables igualmente para esposas igual que a las parejas. Normalmente, uno no piensa que un hombre divorciado daría buenos consejos sobre ser un esposo, pero este hombre ha pasado por suficientes dificultades como para saber lo que vale la pena en la vida:

CONSEJOS MATRIMONIONALES OJALA HUBIESE TENIDO: Obviamente, yo no soy un experto en relaciones. Pero hay algo acerca de mí divorcio que está terminando esta semana que me da perspectiva de cosas que me gustaría que hubiesen sido diferentes. Después de perder a una mujer que me encantó, y un matrimonio de casi 16 años, este es el consejo que ojalá hubiera tenido...

1) NUNCA DEJE DE CORTEJAR. Nunca deje de salir en citas. NUNCA tomar esa mujer por dada. Cuando le pidió a ella que se casara contigo, usted se comprometió a ser ese hombre que poseería su corazón y lo protegería ferozmente por vida. Este es el tesoro más importante y sagrado que tendrá en su vida y ella confió que lo iba cuidar. Ella lo eligió a USTED. Nunca hay que olvidarse de eso y nunca debe volverse perezoso con su amor.

2) PROTEJA SU PROPIO CORAZÓN. Así como usted ha comprometido a ser el protector de su corazón, debe proteger su *propio* corazón con la misma vigilancia. Ame a sí mismo, completamente, ame al mundo abiertamente, y nunca olvidar que al mismo tiempo siempre va existir un lugar especial en su corazón en el que nadie debe entrar excepto por su esposa. Mantenga ese espacio siempre listo para recibirla e invitarla a entrar, y rehusé dejar que nadie ni cualquier otra cosa entre allí.

3) Debe ser capaz de ENAMORARSE TODO LOS DIAS, DE VUELTA Y DE VUELTA Y DE VUELTA. Ambos cambiarán. Usted no es la misma persona que era cuando se caso, y en cinco años no será la misma persona que es hoy. El cambio vendrá, y con ese cambio, ustedes tendrán que volver a elegirse uno al otro todos los días. ELLA NI SI QUIERA TIENE QUE QUEDARSE CON USTED, y si usted no toma el cuidado apropiado de su corazón, ella puede darle ese corazón a otra persona o bloquearlo totalmente y jamás podrá recuperarlo. Siempre luche para ganar su amor tal cual lo hizo cuando la estaba cortejando.

4) SIEMPRE VEA LO MEJOR EN ELLA. Concéntrese sólo en lo que ama. Su enfoque se expandirá. Si se enfoca en lo que le molesta, todo lo que va ver son los motivos para sentirse fastidiado. Si se enfoca en lo que *ama*, no puede evitar ser consumido por el amor. Concéntrese al punto en el que ya no puede ver nada más que amor, y va sabersin duda que usted es el hombre más afortunado del mundo al tener esta mujer como su esposa.

5) NO DEBE TRATAR DE CAMBIARLA NI ARREGLARLA... su trabajo es amarla exactamente como ella es con ninguna expectativa en que ella cambie. Y *si* ella cambia, ama en lo que se convierte, aun lo deseaba o no.

6) TOME RESPONSABILIDAD COMPLETA por sus propias emociones: No es el trabajo de su esposa hacerlo feliz, y ella no puede ponerlo triste. Usted es responsable de encontrar su propia felicidad, y vuestro gozo correrá a través de su relación y de su amor.

7) NUNCA CULPE a su mujer si USTED se sientes frustrado o enojado con ella, porque es sólo porque hay algo dentro de USTED que está disparando, algo que está provocando estos sentimientos por adentro. Estos son *sus* emociones y su *propia* responsabilidad. Cuando sienta estas sensaciones, tome tiempo para ponerse en el momento presente y para mirar hacia *adentro*. De esta manera podrá entender lo que su ser le está pidiendo para poder ser curado de estas heridas. En un momento fue atraído por esta mujer, porque ella era la persona más apropiada para poder activar, en forma muy

dolorosa, a todas esas heridas de su infancia. De esta forma podrá curarse… cuando se cura a sí mismo, usted ya no será provocado por ella. En cambio, se va preguntar *solo* por qué fue así en algún momento…

8) Permita que su mujer SIMPLEMENTE EXISTA. Cuando ella está triste o molesta, no es su trabajo arreglarla, pero *si* es su trabajo ABRAZARLA y hacerle saber que todo está bien. Hágale saber que usted la *oye*, y que ella es importante y que usted es ese pilar sobre cual ella siempre podrá encontrar refugio. El espíritu femenino se trata de cambio y de emociones. Estas emociones femeninas son muy similares a una tormenta – Vendrán dentro y fuera como el viento. Mientras usted permanece fuerte y no la juzga, ella va a confiar en usted y ella le abrirá su alma... NO ESCAPES CUANDO ESTA ENOJADA. Se capaz de estar en el momento presente y se capaz de ser fuerte para ella. Dile que Usted no se va a ninguna parte. Detrás de sus palabras y sus emociones, realmente *escuche* lo que ella le está diciendo.

9) JUGAR AL TONTO... no tomarse tan

extremadamente en serio. Reírse. Y hacerla reír mucho. La risa hace que todo lo demás sea más fácil.

10) TODOS LOS DIAS LLENE SU ALMA... aprenda sus idiomas del amor y de las formas específicas en que ella se siente importante y validada y APRECIADA. Pedirle que escriba una lista de 10 cosas que la hacen sentir amada y *memoriza* estas cosas. Y todos los días hacerla sentir como una reina sea su *prioridad*.

11) ESTAR PRESENTE. Siempre darle no sólo su tiempo, pero también su enfoque total, su atención y su alma. Haga lo que sea para despejar su cabeza de modo que cuando está con ella está *completamente* con ella. Tratarla como lo haría para el más valioso cliente que usted tiene. Eso es lo que ella es.

12) SER CAPAZ DE TENERLA SEXUALMENTE, para poder llevársela en el poder de su presencia masculina, para poder consumirla y ser capaz de devorarla con su fuerza, y ser capaz de penetrarla a los niveles más profundos de su alma. Deje que ella se derrite en su suavidad femenina porque ella sabe

que puede confiarle completamente.

13) NO SEA UN IDIOTA... Y no tengas miedo de serlo en cualquier caso. Va a cometer errores y también lo hará ella. Trate de no cometer grandes errores, y aprenda de los que ya haya cometido. No se supone que uno sea perfecto, sólo trate de no ser demasiado estúpido.

14) DARLE ESPACIO... La mujer es tan buena y ella va dar y va dar, y a veces ella necesitará que se le recuerde de tomar tiempo para alimentarse ella misma. A veces, ella tendrá que volar de sus ramas para ir a buscar algo que alimente su alma, y si le da ese espacio, ella volverá con nuevas canciones para cantar... (bueno, aquí me puse demasiado poético pero usted entiende el punto que estoy haciendo. Dígale que se tome tiempo para sí misma, SOBRE TODO *después* de tener niños. Ella necesita ese espacio para renovarse y ser re-centrada, y para encontrarse a sí misma después de que todos los días ella se pierde en el servicio a usted, de los niños y del mundo.)

15) SER VULNERABLE... usted no tiene que tener todo en orden. Esté dispuesto a

compartir sus miedos y sus sentimientos, y ser el primero en reconocer sus errores.

16) SER TOTALMENTE TRANSPARENTE Si usted quiere que ella le tenga confianza usted debe estar dispuesto a compartir TODO... Especialmente aquellas cosas que no *desea* compartir. Se necesita valor para amar plenamente, para abrir completamente su corazón y dejarla entrar cuando usted no sabe si a ella le va gustar lo que encuentra... Parte de ese valor está en permitiendo que ella lo ame por completo, en su oscuridad, así como en su luz. SUELTE EL RIMEL... Si usted siente que la necesidad de usar una rímel a su alrededor, y se presenta todo el tiempo en manera perfecta, nunca tendrá la experiencia completa de lo que el amor realmente puede ser.

17) NUNCA DEJAR DE CRECER JUNTOS el estancamiento de las aguas hace crecer la malaria, y la corriente que fluye es siempre fresca y fría. Atrofia es el proceso natural cuando uno deja de trabajar un músculo. Así es si deja de trabajar en su relación. Es necesario siempre poner empeño hacia

la búsqueda de metas comunes, sueños y visiones similares.

18) NO PREOCUPARSE POR EL DINERO El dinero es un juego y para ganar dinero, se deben buscar maneras de trabajar juntos como un equipo campeón. Nunca es bueno cuando compañeros luchan. Hay que investigar las formas en que las mejores características de ambas personas se pueden utilizar para tener éxito

19) PERDONAR INMEDIATAMENTE y concentrarse en el futuro en lugar de llevar el peso del pasado en los hombros y en el corazón. No permita que su historia antigua lo mantenga secuestrado. El sostenerse sobre los errores del pasado que usted o ella han tenido, es como llevar un ancla pesada en su matrimonio y los mantendrá estancados. EL PERDÓN ES LA LIBERTAD. Corte el ancla y elija *siempre* el amor.

20) ELIGE SIEMPRE EL AMOR. ELIGE SIEMPRE EL AMOR. ELIGE SIEMPRE EL AMOR. Al final, es el único consejo que usted necesita. Si este principio es

el que guía todas sus opciones, entonces no hay nada en el mundo que va a ser capaz de poner a su felicidad en peligro o a su matrimonio en peligro. El amor siempre perdurará.

Por último, el matrimonio no se trata de 'vivirán felices para siempre'. Se trata de trabajo. Y el compromiso de crecer juntos y la voluntad de invertir constantemente en la creación de algo que puede soportar la eternidad. A través de este trabajo, la felicidad llegará.

El matrimonio es la vida, y traerá altibajos. Aceptando con amor a todos los ciclos y también aprendiendo a *aprender* de cada experiencia y al mismo tiempo amar a cada experiencia le traerá la fuerza y la perspectiva de seguir construyendo, un ladrillo a la vez.

Estas son las lecciones que aprendí de manera muy difícil. Estas son lecciones que aprendí demasiado tarde.

Pero estas son lecciones que estoy aprendiendo y estoy comprometido en llevar adelante. La verdad es que me ENCANTO estar casado, y con el tiempo, lo hare de nuevo. Y cuando lo hago, voy a construirlo con una fundación que soportara a cualquier tormenta y cualquier cantidad de tiempo.

Si están leyendo esto y encuentra algo de sabiduría en mi dolor, compartan mis palabras con aquellos jóvenes esposos cuyos corazones están todavía llenos de esperanza, y con esas parejas que conocen que pueden haber olvidado cómo amar. Uno de esos hombres pueden ser como yo, y en estas lecciones duramente ganadas, tal vez algo va a despertar en él y él aprenderá a ser el hombre que su señora ha estado esperando. La mujer que un día le dijo 'sí, quiero', y confió su vida en él, ha estado esperando que este hombre se presente y se muestre como el hombre que ella esperaba.

Si están leyendo esto y su matrimonio no es lo que querían que fuera, tome 100% de la responsabilidad por su parte en el matrimonio, independientemente de donde su cónyuge está, y comprométase en aplicar estas lecciones mientras todavía hay tiempo.

HOMBRES - ESTE ES SU CARGO: Comprometerse a ser un AMANTE EPIC. No hay mayor reto, y no hay mayor premio. Su mujer merece eso de ti. Sé el tipo de marido que su esposa se va pasarse alardeando de ti.

Capítulo Seis

Conseguir lo Que Quieres

La vida es una aventura audaz o nada.

Helen Keller, Tengamos Fe

Aprendí esto, al menos, con mi experimento; que si uno avanza confiadamente en la dirección de sus sueños, y se esfuerza por vivir la vida que ha imaginado, se encontrará con un éxito inesperado. A medida que se simplifica su vida, las leyes del universo se van pareciendo menos complejos, y la soledad no será soledad, ni la pobreza será pobreza, ni la debilidad debilidad.

-Henry David Thoreau, Walden

Y al final, no son los años de su vida que cuentan, sino la vida en sus años.

-atribuido a Abraham Lincoln

Como Tomar El Control

No estoy seguro en qué orden esto va a terminar, pero el método que utilizo para conseguir lo que quiero es el mismo método que utilizo para encontrar a mis socios. Crear un plan y un objetivo. Para conseguir lo que uno quiere, siempre que no sea una relación de amor, usar un planificador diario, utilice su calendario por ejemplo, y asegúrese de poner una tarea por día para completar que los llevará a la meta. Si ustedes completan cada tarea diaria, es muy probable que ustedes alcancen su meta antes de que se den cuenta. Si usted no está listo para lograr su objetivo por alguna razón (por lo general porque no ha aprendido suficientes lecciones relacionadas con tratar de *alcanzar* esta meta), pueden seguir tratando de lograr este objetivo mediante el uso de las lecciones que *ya se han aprendido* de los contratiempos a lo largo del camino. La mayoría de los objetivos se logran en el momento en que se siente más resistencia. Si ustedes están sintiendo mucha resistencia, logrando este objetivo puede estar justo a la vuelta de la esquina. Deben aprender a interpretar que la intuición les está mostrando que está muy cerca de un gran avance, y no en vez como una señal para darse por vencido. Las personas de éxito pasan por alta esa resistencia y crean adelantos semanales que eventualmente llevan al éxito. La gente fracasada se da por vencido al primer signo de resistencia.

Manténgase lejos de las personas que intentan despreciar tus ambiciones. La gente pequeña siempre hace eso, pero las personas realmente grandes te hacen sentir que tú también puedes ser grande.

El famoso escritor-Mark Twain

Los grandes espíritus siempre han encontrado oposición violenta de las mediocridades. Este último no puede entender que cuando un hombre no se somete desconsideradamente a los prejuicios hereditarios, pero en lugar de eso, honestamente y con coraje usa su inteligencia y cumple el deber de expresar los resultados de su pensamiento en forma clara.

-Albert Einstein

Capítulo Siete

Cómo Perder Su Miedo

(La parte más importante en su crecimiento personal)

Por siglos, las mentes más grandes del mundo de habla Inglés hablaban del miedo- cómo el miedo nos detiene y cómo el miedo nos puede vencer:

El propósito de la vida, después de todo, es para vivirla... para tratar de experimentar al máximo,.. afectando los que nos rodean con entusiasmo y sin temor por una experiencia que es más nueva y más rica

-Eleanor Roosevelt

Se valiente. En cualquier curso que usted decida, siempre habrá alguien que le dirá que usted está equivocado. Dificultades surgen siempre que tientan a que uno crea que sus críticos tienen razón. Paradelinear un curso de acción y seguirlo a su fin requiere coraje. Se valiente.

- (Derivado de Ralph Waldo Emerson)

La verdad es que nuestros mejores momentos muy probablemente ocurren cuando nos sentimos profundamente incómodos, infelices e insatisfechos. ¿Por qué es que parece que tenemos "nuestros mejores momentos" al mismo tiempo?

- (Derivado de M. Scott Peck)

En la vida de cualquier hombre, antes de que llegue el éxito, llegara la derrota pasajera y tal vez algunos fracasos. Cuando la derrota se

*apodera de un hombre, lo más lógico
y lo más fácil, es renunciar. Eso es
exactamente lo que la mayoría de los
hombres hacen.*

-Napoleón Hill

*La valentía es la capacidad para
desempeñar correctamente a pesar
de cuando usted está asustado más
allá de sus sueños más locos Sé
valiente.   -*

(Derivado de Omar Bradley)

No les puedo decir cuántas veces muchos de mis amigos han sido vencidos, no por otras personas, sino por sus propios *temores*. Como he dicho en el capítulo 2, a mi me gusta vivir mi vida "en las hojas". Vivir en las hojas es tener el coraje de ir lo más lejos posible sobre una rama…hacia fuera sobre el borde de las hojas que uno llega casi al final de la hoja. El miedo nos detiene, nos hace dudar de nuestra intuición, y nos impide el éxito. Cuando uno se da cuenta de que todo el mundo tiene miedo de las mismas cosas, como por ejemplo, cuando un extraño le tiene miedo a otro extraño, se puede entender lo ridículo que son nuestros miedos y como nos tendríamos que reír de nuestros temores. Cuando uno *no* está distraído por el miedo, se puede ir volando por el camino hacia las metas - sin los desvíos que suelen arrancarnos de nuestros objetivos.

Estos desvíos son los que normalmente nos van empujando lejos de nuestras metas. En un pequeño pedazo de papel biodegradable vayan anotando todos los miedos. Luego tome un viaje al cercano lago, río o mar, y, *suelten* esos miedos para siempre.

No hay duda que esto puede llevar un poco de tiempo, porque a lo mejor no pueden saber automáticamente lo que les da miedo. Una buena manera de descubrir de lo que uno teme es consultando con otros a su alrededor. Un amigo astuto probablemente puede darse cuenta de inmediato cuáles son sus mayores temores. Parecerá como si todo el mundo sabe, excepto uno mismo. Eso es parte de la tontería de vivir con miedo. Uno tiene miedo y piensa que se lo está ocultando a todos... pero sus amigos y familiares le van hacer darse cuenta de que no está engañando a nadie excepto a ti mismo. Esto lo aprendí después de muchos años de reuniones con grupos en los cuales compartíamos nuestros sentimientos y temores en forma abierta y honesta.

En este libro encontrarán todo lo que se necesita para poder perder los temores. Esto sucederá *únicamente* si leen cuidadosamente y comienzan la metamorfosis en forma metódica, paso a paso. Cuando cambien la manera de pensar la realidad *cambiará*. Cuando se pierde el miedo la realidad se abre a posibilidades más allá de las más grandes expectativas.

El Capítulo Ocho

Rechace Tomarse Demasiado en Serio

El secreto de la salud mental y de la salud del cuerpo no es lamentarse por el pasado, no es preocuparse por el futuro, y no es anticiparse problemas, sino que es vivir en el momento presente con sabiduría y sinceridad.

-Anónimo

Imagínen en este mismo momento estar en el hospital con sólo unas pocas respiraciones que le quedan en el cuerpo. ¿Qué van a recordar y que van a tener en el corazón? Hay que pensarlo. ¿Cuánta importancia deberíamos poner en estar molestos por los problemas en la oficina, o por el tráfico cuando se pone pesado, o personas desagradables? Al final, ¿Serán los artículos que han comprado o en vez, lo más importante serán las relaciones que han construido? Ponga su vida en perspectiva.

Dentro de veinte años, estarán más tristes por las cosas que no hicieron, que por las cosas que hicieron. Así que suelta las cuerdas. Navega lejos del puerto seguro. Captura los vientos alisios en tus velas... deja toda preocupación atrás. Estoy contento de haber tomado esa decisión hace mucho tiempo.

-derivado de una cita atribuida a
Mark Twain

¿Por qué esperar hasta que estén adelante de la puerta de la muerte para vivir su vida al máximo? ¿Por qué no prestar atención a las cosas importantes en la vida y dejar que todos los problemas de todos los días pasen? Si se sienten mal por algo que ha sucedido, siéntense mal por una cantidad de tiempo adecuado y luego dejarlo ir. La vida es demasiado corta para llevar equipaje pesado. Pronto el equipaje será tan pesado que los destruirá. Hay que vivir en el presente. Hay que elegir las batallas. No hay que preocuparse por las cosas pequeñas. Hay que hacer que cada día sea memorable. Ustedes han escuchado todo esto antes, pero hay que aceptarlo y abrazarlo. Siempre cuando sea posible, ir de vacaciones, tomar los viajes deseados y hacer las cosas que hacen los jubilados. ¿Por qué es que sólo los jubilados son los que tienen toda la diversión?

Mientras estaba en la universidad, tuve algunos días melancólicos. Cada semana, le escribía a mi abuela y le preguntaba: "¿Por qué la gente ahorrar toda la vida para jubilarse, sólo para encontrar que son demasiado viejos para disfrutarlo?" Pensando en eso, trabajé muy duro durante muchos años, y mientras todos los demás de mi edad se iban a Las Vegas, yo me fui a París, Niza, Cannes, Montecarlo, Londres, Jamaica, St. Martin, Tahití, la costa de Amalfi, Capri, el Caribe, Hawái, Venecia, Roma, Cerdeña, Australia, y la Costa Azul.

También viajé por los Estados Unidos visitando centros turísticos. Recientemente, viajé a Barcelona, Provence, Atenas y Creta. Tengo años antes de retirarme, pero estoy viviendo mi vida al máximo. Tuve que ser creativo para poder viajar en un presupuesto pequeño, pero he sido capaz de viajar por todo el mundo utilizando los poderes de las cuales hablo en este libro.

Como Tomar El Control

Mi primer vuelo a Europa fue en una tarifa descontada que se llama Poundsaver. Fue en una vía aérea británica. Volé desde Los Ángeles a Londres, tomé la Hoverspeed (un barco) a Francia, y volé desde París a Los Ángeles por $399 ida y vuelta! Cuando volé a Jamaica en American Airlines, tuve la oportunidad de moverme a clase primera por $50! Cuando me embarqué para el Caribe sobre Windstar Cruises navegué en un pasaje que daban dos boletos por el precio de uno y los pasajes de avión estaban incluidos gratis. Cuando viajo en crucero, suelo comprar los boletos en el Internet, porque allí cuales se pueden encontrar en una lista de las tarifas descontadas. Estas tarifas cambian casi a diario y se pueden encontrar en DiscountCruises.com o ir a Vacationstogo.com

Además, me suscribo a la página web de mi amigo: JohnnyJet.com, para pasajes de avión con descuento y ofertas de viaje de último minuto. Mis amigos dicen que yo trabajo duro y que yo juego duro. Lo que digo es que no quiero tener nada que lamentar.

Como un ser humano benevolente, siempre estoy sorprendido cuántas veces mis buenas intenciones se juzgan como sospechosas o en forma amenazante a esas personas que se toman demasiado en serio. Por ejemplo, a veces una oferta gratuita de apoyo *sin* solicitud de pago a un artista suele ser rechazada porque el artista no cree que sean dignos de mi gentileza. O la miran con recelo injustificado. Creo que cada día debemos dar un regalo a alguien que nunca podrán devolvernos. Hago cosas para las personas porque me hace sentir *bien...* no porque espere algo de vuelta.

Siempre estoy sorprendido y a la misma vez apenado cuando las personas no tienen éxito simplemente porque se bloquean ellos mismos. Justamente hoy, una sencilla solicitud de amistad que envié en Facebook fue juzgada como "espeluznante" por el destinatario. Simplemente fue un amable ofrecimiento de amistad. Es muy triste, pero al mismo tiempo, tengo que encontrarle el humor. Muchas personas que buscan relaciones actualmente bloquean sus caminos y después se preguntan *por qué* sus vidas no funcionan. Como dijo Wayne Dyer, "Pon tu ego a un lado y conéctate de nuevo a la bondad, que de allí viniste." Wayne dijo: "Cada vez que tienes un pensamiento que excluye a alguien o un pensamiento que juzga a alguien, en realidad no los estás representando"

Se cariñoso, amable, aceptador y agradecido. No respondan a "Te amo" con "Tengo miedo", no si quieren que la vida les funcione. Marianne Williamson escribe que hay dos emociones primarias en el universo: el amor y el miedo. Así que cuando se sienten ansiosos, enojados, inseguros, preocupados, o resentidos, se han mudado lejos del amor y entraron al miedo. Hay que responder a los gestos de amor con "Gracias a Dios alguna otra persona viene de un lugar de amor y no un lugar de miedo y se han preocupado de mí aunque sea solo por un minuto."

No hay que tomarse tan condenadamente en serio. "Algunas cosas en la vida son malas. Nos puede realmente volver loco. Otras cosas te hacen jurar y maldecir. Cuando están masticando en el 'cartílago' que es la vida, no hay que quejarse, en vez hay que dar un silbato. Y esto ayudará a que las cosas salgan mejor y… siempre miren el lado positivo de la vida. Siempre miren el lado leve de la vida. Porque la vida es tan absurda y la muerte es la última palabra. Hay que gozar de la vida. De cualquier manera, es la última oportunidad." -De Monty Python de La Vida de Brian

Capítulo Nueve

Rechase Conformarse o Cuestionar sus Decisiones

Las personas que se conforman con algo menos de lo que realmente quieren llegan a sentirse insatisfechos. Pasan sus días deseando que no se hubiese dados por vencidos. Si saben lo que quieren, hay que mentalmente imaginárselo, y después pensar en la forma en cual lograrlo. Puede tomar tiempo (un concepto que puede parecer extraño en esta sociedad que hoy día es "todo al instante"), pero a veces vale la pena trabajar y vale la pena esperar las mejores cosas de la vida.

Un gran secreto sobre las preguntas difíciles de la vida es dejar que el subconsciente resuelva el enigma. Creo que si pienso justo antes de irme a dormir en lo que quiero y abiertamente lo pido mentalmente, la mayoría de las veces me despierto por la mañana con la respuesta de la forma en la cual puedo conseguir exactamente lo que quiero. Los sueños son cosas muy poderosas, al igual que la mente subconsciente. Sin embargo, mis mejores sueños han sido ensueños. Cuando uno cede a la intuición muchas veces va a lograr algo parecido a la precognición.

Esta lección la aprendí de manera difícil. Compré varios coches que no eran exactamente el color que quería, y después al instante lo lamente pero tuvo que vivir con la decisión hasta el próximo vehículo. Ahora he aprendido mi lección, y en lugar de comprar un coche nuevo cada dos años que realmente no me gusta, ahora compro exactamente lo que quiero, sin ceder. Gracias Lexus por construir un convertible de techo duro y gracias Mark Levinson por diseñar un sistema de sonido que compite con los estudios de grabación de Hollywood.

No vivan en el pasado. No tendrán un futuro brillante si están siempre reviviendo y cuestionando lo que ha decidido en ese "pasado oscuro".

Tal vez se han imaginado en forma romántica un pasado mucho mejor que su vida actual. Su autoengaño sólo les va impedir vivir completamente en el presente. Dejen que se vaya el pasado. Se ha ido. Ninguna fuerza puede cambiarlo. No es buena idea pensar en el pasado. Si se puede recordarlo con cariño, o para aprender algunas lecciones, pero no para vivir en él. Hay que vivir en el momento presente y hay que construir hacia el futuro, que está a un paso. Miren la película de Woody

Allen, 'A La Medianoche en París' y disfruten de una lección de comedia acerca de cómo cada generación está enamorado de la anterior... ya sea buena o mala.

He vivido lo que mi familia llama cariñosamente la montaña rusa. Cuando llegué a lo que creía que era la parte superior, la vida me llevo por una fuerte caída. Luego hubo un cambio, un cambio emocionante y un cambio difícil. Otra montaña rusa pronto hizo que mi vida pasara por altas y bajas muy emocionantes de vuelta y de vuelta y de vuelta. A veces estoy un poco tentado a cansarme de las emociones, las subidas y bajadas. Pero la realidad es que nunca es aburrido ni quizás un poco y yo no lo hubiese hecho de ninguna otra manera... y después de haber tomado un breve descanso siempre voy a hacerme el paseo de nuevo.

Hay que vivir la vida sin temor y con integridad, y en el cumplimiento de las relaciones con los amigos y la familia. No se mira hacia atrás, no se adivina a uno mismo. Hacer lo mejor de todo lo que uno crea para uno mismo. Después de ver todos los anuncios en la televisión, es fácil olvidar lo básico que realmente son nuestras necesidades y lo poco que hace falta para hacernos felices. A veces me ofrezco como voluntario en un refugio para personas sin hogar durante el invierno. Las personas son como tú y yo, son como las personas que uno conoce, pero han tenido mala suerte y terminan en las calles. Una encantadora dama estuvo casada durante 35 años, y tenía una hermosa casa. Un día su marido se enfermó gravemente y murió al poco tiempo. Ella encontró que no tenían suficientes ahorros para cubrir sus gastos médicos, y no podía encontrar un empleo que pague lo suficiente para que ella mantenga su casa y pagar el seguro y los impuestos. Cuando la conocí, ella estaba viviendo en su coche, trabajando por un salario mínimo, y comiendo y durmiendo en el refugio cuando disponía de espacio y alimento. Sin embargo, ella se mostró optimista, amaba la vida, y disfrutaba de la compañía de los demás. Ella dijo que estaba empezando a apreciar las pequeñas cosas de la vida, una cama caliente, una comida, y la sonrisa de un extraño que pronto iba a convertirse en su amiga.

Capítulo Diez

Reconocer Nuevas Oportunidades en Cada Desilusión

Nadie puede hacerte sentir inferior sin tu consentimiento.

-Eleanor Roosevelt

Tenemos que recordar que todos hemos sido creados en forma creativa y podemos inventar nuevos escenarios con la frecuencia que sea necesaria.

-Maya Angelou

La vida es una sucesión de lecciones que deben ser vividas para ser entendidas.

-Ralph Waldo Emerson

Sólo hay una persona que jamás podría

hacerte feliz, y esa persona eres tú.

-David D. Burns

La felicidad no es un lugar en el que esperas llegar, si no una manera de viajar.

-Margaret Lee Runbeck

Muy pocos casos de éxito suceden instantáneamente. Enfocando la atención todos los días en la meta, anotando las cosas que van a hacer cada día para alcanzar la meta en un planificador del día o en una computadora, tableta o teléfono inteligente, y luego seguir en la vida real lo que han escrito. Todo esto se juntara para rápidamente acelerar el camino hacia sus metas.

A veces, sin embargo, hay obstáculos en el camino. He descubierto que cuanto más me acerco a la meta, más resistencia me de la vida. No somos perfectos. Incluso los mejores planes se tuercen. La mayoría de las personas se dan por vencidos cuando las cosas se ponen difíciles. Las personas que tienen éxito, sin embargo, no se rompen a través de la resistencia. Cuando los planes parecen ser contraproducente o fallan, lo mejor es aceptar que esto no es una derrota, sino una lección. Su objetivo no está fuera de su alcance.

Cada desilusión crea una nueva oportunidad. Yo tenía un amigo que trabajaba en la promoción de jazz en los estudios de Warner Brothers Records. Un día fui a visitarlo y cuando llegue, él y su departamento entero fueron *despedidos*... mientras yo estaba allí! Fuimos a almorzar, y, en lugar de hablar de lo que era un gran problema, dirigí la conversación a las muchas oportunidades que se habían creado para él. Se centró en una de las oportunidades que le mencione, y, con mi ayuda llegó a su objetivo. Con la creación de su propia empresa se convirtió en un ejecutivo. Ahora él da licencias de música de todo tipo para grupos muy famosos.

Finalmente, sus discos se distribuyeron en todo el mundo y también lo han adivinado, la *misma* empresa de música que lo había despedido.

Este ejemplo es típico de aquellas personas que toman una decepción y aprovechan esa oportunidad para lograr sus objetivos... aunque su plan fue cambiado por una decepción temporaria.

La gente puede ser negativa o positiva. Es una elección que se puede hacer. ¿Se han preguntado cómo alguien que tiene problemas puede superarlos y aún así alcanzar sus metas? Las personas exitosas tienen una actitud mental positiva. Algunos dicen que "viven en el flujo positivo." Con la transformación viene el cambio de perspectiva. En vez de ser alguien que es negativo, alguien que crítica a los demás, y alguien que es cínico acerca de la vida, pueden convertirse en alguien que es positivo, en alguien que acepta a los demás como son, y en alguien que está dispuesto a crear salud y felicidad con todos en su vida. Este es un cambio en lo positivo. La gente con la que uno tiene relación apoyará este cambio con las energías positivas.

Promete a ti mismo ser tan fuerte que nada puede perturbar tu paz interior. Hacer que todos tus amigos sientan que hay algo especial en ellos. Mirar el lado positivo de todo y hacer que tu optimismo se haga realidad. Pensar sólo en lo mejor, trabajarsólo para lo mejor y esperar sólo lo mejor. Ser demasiado grande para la preocupación, demasiado noble para la ira, más fuerte que el miedo y demasiado feliz para permitir la presencia de problemas.

—Christian D. Larson

Energía positiva puede ser desatada para crear buenos. Por ejemplo, Napoleón Hill propuso el concepto del grupo de control: Si uno tiene una reunión una vez por semana con un amigo o un colega para compartir sus ideas y para planear, verán como las posibilidades de las metas puedan crear cosas notables en sus vidas. Joshua P. Warren se suma al mantra de Emile Coué (véase el capítulo 14) y sugiere que empecemos cada día diciendo en voz alta: "Yo vivo en un universo amigable y en un universo que me apoya y que quiere que yo sea feliz y yo tenga éxito." Él dice que sólo decirlo, ni siquiera creerlo, va abrirle nuevas oportunidades positivas.

Cuando uno abraza las lecciones de este libro y cuando uno empieza a practicar las lecciones de este libro, las oportunidades se les presentaran. En una reciente entrevista de radio, Joshua me recordó de una broma conocida que yo solía contar. Esta broma explica cómo aparecen las oportunidades pero porque no son exactamente lo que nos imaginábamos, no las aprovechábamos.

Un día, se pronostica una gran tormenta donde vivía un hombre y era en una zona de inundación. El hombre oró a Dios por su seguridad. Ese día, antes de que la lluvia comenzara tres de sus vecinos se acercaron al hombre y le pidieron que los acompañara al refugio. El hombre se negó y dijo que Dios proveería para él. Entonces empezó a llover más y el agua comenzó a subir. Un bombero llegó en un barco y le pidió al hombre que se subiera en el barco con él y el hombre otra vez se negó y declaró que Dios proveería para él. Muy pronto el aguase elevó aún más y el hombre fue a su techo para evitar el peligro y un helicóptero se le acercó y le pidieron que se subiera por la soga para entrar al helicóptero y una vez más el hombre se negó y dijo que Dios proveería para él. El hombre se ahogó. En el cielo, el hombre se acercó a San Pedro y le preguntó por qué Dios no lo había ayudado. San Pedro miró en su libro de anotaciones y le dijo: "Enviamos tres vecinos, un barco y un helicóptero. ¿Qué más esperabas que hagamos? "

Las oportunidades generalmente no vienen como nosotros las esperamos. Constantemente me encuentro con gente por una razón específica o voy a un evento por una cierta razón, sólo para descubrir a la semana cual fue la verdadera razón. Deben mantenerse positivos y abiertos a las posibilidades que se presentan, no importa la forma en que cómo se producen.

Capítulo Once

Verse y Sentirse lo Mejor Posible

Un aspecto importante de tomar el control de la vida es cuidar al ser físico y mejorar la salud. Ejercicio de cuatro a cinco veces a la semana al menos por 30 minutos cada día. Los médicos dicen que se viven 10 años más y con mejor calidad de vida. *Además, la recompensa secreta de ejercicio es que se evita la depresión, se reduce el estrés y ayuda a balancear las emociones.*

Siempre hay que vestirse para el éxito. No salir a la calle en pijama. No usar ropa de entrenamiento (a menos que estén haciendo ejercicio); de lo contrario, se verán y sentirán como si han renunciado a la vida (como George en Seinfeld). No importa lo que diga nadie, el sobrepeso y el no hacer ejercicio causa dolor y hará que se sientan enfermos, y también afectará la actitud. En esta sociedad, nos guste o no, las personas que no están en buenas condiciones físicas no son propensos a convertirse en historias de éxito. No estoy diciendo que se necesita obtener cirugía plástica para parecerse a una actriz de una telenovela o un actor que interpreta a un detective de CSI. Pero si es importante estar siempre en el mejor estado físico en que se puede estar y siempre utilizar el sentido común. Hay que ser lo mejor que uno puede ser y de esa manera se puede prevenir la depresión, reducir el estrés y ayudar a equilibrar las emociones. Recuerden, si están rodeados con otras personas que han leído este libro, ellos aceptarán como son, nada más, nada menos. La buena salud física mejora la salud mental y el espíritu emocional igual que el aguante que uno tiene. Producirá un estilo de vida más activo y progresista. Van a vivir más tiempo y van a sentirse mejor.

Mientras estaba escribiendo este libro me di cuenta que estaba haciendo demasiado. La combinación del estrés y la falta de ejercicio resultó en que aumente 30 libras. Un día, mi familia me dijo que lo que estaba haciendo no era saludable. Ese 15 de octubre, empecé un programa de dieta y ejercicio. Con la llegada de mi cumpleaños el 07 de enero, ya había perdido esas 30 libras, baje mi colesterol, y me dieron un tipo de de seguro de vida ultra-preferido (la mitad del costo). Mi doctor me dijo que mi cambio de vida había afectado a cada parte de mi cuerpo y que mi "edad real" era 15 años menos que mi edad en mi certificado de nacimiento. Los beneficios de este estilo de vida saludable fueron totalmente confirmados con una serie de pruebas sumamente invasivas.

La comida es una droga. Hace algunos años, mientras estaba trabajando como el abogado director de una compañía internacional muy grande y exitosa, me invitaron a una reunión anual de los presidentes de varias docenas de nuestras empresas manufactureras. El Dr. Barry Sears fue un orador. Él es un químico. Nos contó que su abuelo había muerto joven de un ataque al corazón y que su padre también había muerto joven de un ataque al corazón. Dijo que lo motivó a estudiar la química del cuerpo para poder entender lo que estaba pasando en su familia que causaba la muerte prematura. Descubrió que la alimentación es la droga más poderosa que existe. Lo que uno come determinacómo uno se siente y si uno está sano o no. Explico que sin duda uno puede determinar sus probabilidades de envejecer saludablemente.

Hay una buena razón por la que los cirujanos cardíacos comen pechugas de pollo sin piel, comen frutas frescas, y comen verduras. Dr. Sears tiene su propio programa para alimentación saludable. También deben echarle un vistazo a su libro 'La Dieta de la Zona'. Pero si son como yo y han intentado y han fracasado con todas las dietas de moda que viene, deben renunciar a la *dieta* y en lugar empezar a leer las *etiquetas* en el supermercado.

El ya fallecido gran Jack Lalane dijo lo siguiente hace 50 años: Hay que comer alimentos frescos. Hay que comer frutas frescas, hay que comer verduras frescas y comer carnes magras, con al menos dos comidas de pescado por semana. Luego, tomar un buen multi vitamínico con minerales, unas cápsulas de aceite de pescado ultra refinado concentrados omega-rica (yo ordeno las mías de Dr. Sears. Y si tienen más de 40 anos, inclusive más vitamina C y calcio, terminando la receta con ácido alfalipoico, NAC y vitaminas E, D y B. Este régimen es fácil y será muy gratificante para sus los próximos años. No deben tomar *ningún suplemento* sin consultar con su médico primero. Pueden encontrar un médico progresivo e invertir en el nuevo análisis revolucionario 'SpectraCell' para ver lo que está pasando dentro de las células y para saber qué nutrientes o qué hormonas suplementarias deben agregar. El informe generado por el análisis SpectraCell les dirá exactamente en qué condición esta su cuerpo y que es lo que necesita para concentrarse y alcanzar su potencial.

Mi hermano, el Dr. Kimball Chatfield, recibió su doctorado de la universidad médica de Naturopatía y Colegio de Acupuntura. Él es también un autor (todos en mi familia somos autores). Sus dos libros están disponibles y se titulan Medicina de las Montañas: Plantas Medicinales de la Sierra Nevada, y su nuevo libro Astrágalos: Hierba antigua por los tiempos modernos. Menciono esto porque es importante prestar atención al hecho de que nuestro cuerpo necesita vitaminas y minerales para funcionar correctamente. Desde el momento en que la electricidad reemplazó el fuego como la forma principal de energía y que el mundo se embarcó en el control de la erosión, la mayoría de los nutrientes naturales en nuestro planeta se han agotado. Medicina Naturopática es una forma de medicina alternativa que emplea una gran variedad de modalidades naturales, incluyendo la homeopatía, la fitoterapia, la acupuntura, y también incluyendo la dieta, la nutrición y el asesoramiento del estilo de vida. Los médicos naturistas tienen licencia en 17 estados de Estados Unidos y 5 provincias canadienses.

Médico Naturopático Dr. Peter Glidden recomienda que, además de tomar suplementos que contienen los 90 nutrientes esenciales, debemos dejar de comer los siguientes alimentos: trigo, cebada, centeno y avena, el aceite que viene en una botella (incluyendo el aceite de oliva), todos los alimentos fritos, carnes rojas, carnes con nitratos, pieles de papas al horno, todo tipo de batata y las bebidas carbonatadas con la comida (ok entre comidas).

Deben ejercitar la mente. Deben descansar su mente. Deben hacer meditación durante 30 minutos. Hazlo una o dos veces al día. No, no estoy sugiriendo que se conviertan en un Gurú. (Aunque todos debemos prestar atención a lo que la Fundación sobre Arte de Vivir está haciendo y unirse). Alimenten a los sentidos con la vista, el olfato, el tacto, y los sonidos de su los alrededores. Tomen un minuto para pararse y oler las rosas... sí las rosas. Después se las puede dar a su pareja como un regalo. Dar un regalo por ninguna razón en particular hace que el mayor impacto.

También deben aprender a creer que la mente afecta nuestra circunstancia física. El editor de Tarcher / Penguin Books, Mitch Horowitz, dice que un estudio de la psicología de Harvard sobre el envejecimiento encontró que si uno coloca a personas mayores en situaciones en las cuales los rodean con los medios de comunicación de los jóvenes y las conversaciones con la gente joven, esto tendrá un efecto físico. Cuando uno *piensa* en una manera joven lo que resulta es que el tono muscular mejora, la flexibilidad de las articulaciones mejora, la salud en general mejora, el control de peso mejora, la presión arterial mejora y el estado fisiológico de la mente mejora. El pensamiento tiene un impacto físico.

Capítulo Doce

Como Tomar El control de sus Finanzas

Paguen sus tarjetas de crédito y dejen de comprar cosas que no se pueden pagar. Cuando yo era un niño, los adultos se compraban cosas en *layaway.* Es probable que no sepan lo que es eso. *Layaway* era cuando un cliente *elegía* mercadería en una tienda. Si no podían permitírselo, entonces la tienda fijaría la mercadería a un lado. La mercadería se reservaría para el cliente, mientras que el cliente hacia pagos mensuales o semanales, hasta que habían pagado por entero la mercadería. Entonces, cuando habían pagado en su totalidad por la mercancía, el cliente podría llevarse la mercadería a su casa. Esta era la forma adulta de ahorrar dinero en una alcancía. Las únicas cosas que se compraron a crédito eran artículos caros como un coche o una casa. Nos quejamos de los tipos de interés que están cobrando los bancos que suelen ser alrededor del siete u ocho por ciento, pero ahora las compañías de tarjetas de crédito cobran regularmente más de 20 por ciento y con el tiempo el interés se está acercando al 30 por ciento. A ese ritmo, podríamos hacer los pagos mínimos por casi la totalidad de nuestras vidas y no llegar a pagar por la mercadería

Siéntense, y tomen un buen vistazo a todas sus cuentas de tarjetas de crédito, y anoten el saldo que se deben pagar, los pagos mínimos, y las tasas de interés. Traten de transferir los saldos de todas las tarjetas con el interés *más alto* a las tarjetas con el interés *más bajo.*, Esto se puede hacer si no se ha llegado al máximo de esa tarjeta del interés más bajo. Si ese es el caso, deben llamar a la compañía de tarjetas de crédito, deben decirles que desean transferir sus otras tarjetas a las de interés mas bajo, y pedir a la compañía de tarjeta de crédito si pueden aumentar el límite de crédito. La compañía de tarjetas de crédito por lo general lo hace con el fin de obtener el negocio. De lo contrario, hay que comenzar a pagar la tarjeta con la tasa de interés más alta. Hay que pagar las tarjetas de una por una hasta que todas estén pagas. Puede ser que tome un año, pero vale la pena a la larga.

No inviertan su cuenta de jubilación en nada que no ofrezca un retorno garantizado. Eso significa que no hay que invertir en la Bolsa de Valores, no hay que invertir en los fondos de inversión, y no hay que invertir en las empresas inmobiliarias, punto. Ahorre dinero y cuando gasten, gasten sabiamente. No vayan a restaurantes tanto. Cocinen en casa. Cocinen las comidas con anticipación y congelarlas si trabajan durante la semana y no quieren cocinar durante la semana. Use una olla de barro para cocinar. Recorte cupones. Se puede ahorrar más de un 10 por ciento por semana en el mercado, si hacen las compras con inteligencia. Comiendo comidas caseras es una de las mejores maneras de garantizar una dieta balanceada y saludable. Nuestros abuelos aprendieron todo esto después de haber perdido todo el dinero en la Gran Depresión. Ellos sí tuvieron que hacer filas largas y esperar muchas horas para por lo menos conseguir un poco de pan. Parece que hemos perdido esos valores. Tenemos que recuperarlos. Debemos recuperarlos.

Deje de comprar ropa que tiene que ser limpiado al seco. En estos tiempos de telas milagrosas, no hay ninguna razón para la cual tienen que gastar en limpiar su ropa. No vivir la vida en Starbucks. De todos modos, café fuerte en exceso es malo. Pero si se necesita, pueden comprarlo en algún lugar menos costoso. El promedio de una compra en Starbucks es casi $ 10. Eso es un hábito $ 200 o $ 300 al mes que fácilmente podría ser reducido a $ 20 al mes, o $30.

Ni siquiera vamos a hablar de los cigarrillos. ¿Por qué es que una persona con dos dedos de frente fuma después de conocer las consecuencias debilitantes y mortales ya es del más allá? Y si nos fijamos lo que cuenta la Selena Maranjian quien escribe para el blog de Motley Fool inversión, "No es sólo acerca de su salud. Un hábito de un paquete al día puede mandar su jubilación en humo. "El artículo cita que el costo de un paquete al día en Nueva York por más de 20 años asciende a los $ 93.805. Si utilizamos la calculadora de jubilación en Bankrate.com, si se invirtiera el mismo costo de los cigarrillos durante 20 años y la ganancia anual le damos el promedio del mercado de valores del 10% podemos llegar a deducir que se acumularía más de $200.000 en 20 años. ¿Agarraron mi idea? Si no pueden eliminar de inmediato este hábito costoso... por lo menos empezar por reducir el uso.

Durante los próximos años, la compra de una casa puede ser imposible para la mayoría las personas, así que les recomiendo encontrar un Chevy grande y bonito y moverse en él hasta que esta Depresión pase. *Es una broma.* Si compran casa, deben comprar una casa que pueden pagar. Después crear un negocio desde casa como una actividad secundaria, y usar los costos de este 'negocio' para reducir los impuestos. Con valores de las casas cayendo y los bancos prestando fácilmente, por el momento, podría ser un buen momento para comprar si se encuentra una casa que cueste menos de $700.000. Con el bajo interés del momento, tal vez no sería mala idea.

Presten atención a lo que compran. David Bach, cuyos boletines y libros deberían leer, sugiere a sus lectores que escriban todo lo que compran por una semana. Me encantan sus ideas. Pero yo mismo no puedo realmente ver mis hábitos de gasto en una semana, especialmente cuando sé que tengo que anotarlos todos.

Como David Bach sugiere, necesitan tomar una caja y poner en ella los recibos de todo lo que compran todos los días durante un mes. Cuando el mes ha terminado, se sorprenderán de la cantidad de gastos innecesarios que hacen. De esta manera tendrán una visión y un mapa para poder controlar sus gastos. Mi amigo sugiere que todo el mundo debería tratar de usar dinero en efectivo en lugar de una tarjeta de débito o crédito. Entregando su dinero en efectivo directamente a otra persona lleva mucho más impacto que pasar una tarjeta por una máquina. Muy pronto, vamos a sentir la tentación de deslizar nuestros teléfonos en vez de pagar en efectivo... esto a la vez tendrá aun menos impacto a gastar más de lo que realmente debemos.

Compren un coche, no arrendarlo. En esta nueva economía, las empresas de automóviles están regalando los coches. Pueden obtener un pago mensual equivalente a un pago de arrendamiento, ya que los brazos de la financiación de las empresas están ofreciendo financiación prácticamente sin intereses hasta por 70 meses. Compren de manera inteligente. Averigüen por el Internet cual es el precio al por mayor de ese coche y usar esa suma como el punto de partida para la negociación para la compra. Los incentivos de la fábrica para los distribuidores permiten a que ellos vendan un coche por debajo del por mayor y *todavía* hacen su ganancia. Si tienen que alquilar un coche, asegúrense de que el contrato incluye una rescisión económica de manera de que puedan seguir haciendo los pagos bajos hasta que el coche este pago. Luego conducir el coche hasta que deja de funcionar. Con los precios del gas desafiando los precios altos de hace uno años, es necesario tener en cuenta las necesidades de kilometraje y del mantenimiento del coche que van a comprar. Esta economía ha hecho el sentido práctico uno de los factores importantes en la compra de un coche.

También pueden reducir las facturas de electricidad desenchufando vampiros. Los vampiros son los dispositivos de carga para sus teléfonos y la electrónica que son innecesarias y chupan le electricidad, aunque no estén cargando los dispositivos. Una manera fácil de hacer esto es mediante la conexión de todos los vampiros en una regleta de enchufes con protección contra sobretensiones conectado a un tomacorriente que esté controlado por un interruptor de la luz o el programador. De esa manera usted puede encenderlo cuando se necesita un cargo y lo apaga cuando no lo necesita. Pueden reducir su factura de agua al no correr el agua mientras se cepillan los dientes. Se sorprenderán de cómo una pequeña cantidad de agua en una taza puede enjuagar fácilmente su boca. ¿Recuerdan las muy pequeñas tazas blancas en la oficina del dentista? Por último, no tirar de la cadena después de cada uso, especialmente por la noche. Estas pocas sugerencias pueden ahorrar un 10-15 por ciento cada mes en las facturas de servicios públicos.

Decidan qué teléfono quieren. ¿Quieren un teléfono de casa o un teléfono celular? No necesitan tanto. Los teléfonos celulares (ahora llamados Smart Phones) no tienen cargos por llamadas de peaje y la mayoría tiene planes internacionales de larga distancia y de actualización. ¿Por qué necesitan un teléfono de casa? Tienen correo de voz en el teléfono celular y los mensajes se pueden dejar en eso durante las horas de trabajo con tanta facilidad como en un teléfono de casa. Pueden dar el número de teléfono celular para los proveedores de servicios de emergencia (policía, bomberos y rescate) y para las llamadas al 911 inversas. Tiren a la basura el teléfono de casa. Si tienen DSL de alta velocidad para el Internet, llamen a la compañía telefónica, y hagan que bajen la tasa. La mayoría de empresas se reducirá su tasa de $ 49.95 al mes a $ 24.95 si uno lo pide. Las empresas privadas, como DSL Extreme, cobran un precio bajo alrededor de $ 12.95. Por lo tanto, si cancelan su teléfono de casa y cortan su DSL, es probable que se ahorren $ 100.00 al mes o quizás más.

Si se llevan el teléfono de vacaciones fuera del país, hablen con su proveedor de servicios mucho antes de ir de viaje. Si el teléfono tiene una tarjeta SIM, pueden conseguir que el teléfono este desbloqueado y pueden comprar una tarjeta SIM baratas para el teléfono especifico para su destinación. Asegúrense de ir a la configuración del teléfono y convertir los datos en itinerantica fuera. Sólo estas dos cosas podrían salvarles de la recepción de una factura de sorpresa de mil dólares de su compañía telefónica. Si el teléfono no tiene una tarjeta SIM y la compañía telefónica no tiene una opción internacional, entonces necesitan alquilar o comprar un teléfono barato cuando llegan a su destino.

Si está utilizando el ordenador portátil, va a trabajar internacionalmente en puntos de acceso de Wi-Fi por todo el mundo. Sólo asegúrense de tener la itinerantica de datos desactivada en todo lo que lleven el extranjero. En cuanto a los cargadores de la computadora y del teléfono, la mayoría de estas cosas trabajarán tanto en voltios de 110 y voltios 220. Sin embargo, cada país tiene un enchufe diferente. Asegúrese de comprar un adaptador de enchufe en una tienda de equipaje o Best Buy antes de salir.   Pero si se le olvida siempre se encuentran en el aeropuerto o en el hotel donde se hospeda.Cuando toman el control de las finanzas, se sentirán más felices y menos estresados.

Si utilizan una computadora para la escuela o para el trabajo, o simplemente por diversión, hagan una copia de seguridad de sus datos con frecuencia. Si no están acostumbrados a recordarse de hacer las copias, utilicen un servicio de copia de seguridad automática como Carbonite. Carbonite fue iniciado por un hombre cuya hija lo llamó desde la universidad llorando porque había perdido un papel importante para una final porque su equipo se descompuso. Entonces el padre inventó Carbonite para que nunca volviera a suceder. Leo Laport, el individuo de la tecnología, sugiere tres niveles de copia de seguridad, pero en realidad sólo necesitan dos copias. La mejor idea es tener uno en casa y el otro fuera de la casa.

Hay tres reglas para aprender en este nuevo mundo de la tecnología: copia de seguridad de su ordenador, apaguen el teléfono celular a la hora de comer, y no hacer textos mientras conducen. Vivirán una vida más larga y más feliz con sólo esas tres cosas.

Capítulo Trece

Parar con los Pasos de Bebé

Las dificultades son oportunidades a cosas más grandes y mejores. Son escalones a una mayor experiencia. Algún día estará agradecido por algún fallo temporal en determinada dirección. Debido.............. Cuando una puerta se cierra, otra se siempre se abre, como una ley natural que tiene que ser, para equilibrar. No tenga miedo de ir a través de la puerta abierta... a pesar de que usted no sabe a dónde termina. Triunfar sin miedo.

-derivado de Brian Adams

Si sigues a tus sueños, te pones en una especie de camino que te estuvo esperando, y la vida que deberías estar viviendo es la que estás viviendo. Comienza a conocer a la gente con las actitudes mentales correctas y te abrirán las puertas. Seguí a estas personas y no tengas miedo. Las puertas se abrirán cuando no sabías ni si quiera que las puertas existían. Si sigues tus sueños, puertas se abrirán por ti que no se le han abierto a ningún otro.

-Joseph Campbell

Mantenerte alejado de las personas que intentan menospreciar tus ambiciones... La gente pequeña siempre hace eso... pero los verdaderamente grandes te hacen sentir que también puedes darte cuenta de tu potencial y alcanzar el éxito.

-Mark Twain

La gente que dice que no se puede hacer no debe interrumpir a los que lo están haciendo.

No veo ninguna razón para tirarse uno de cabeza a la piscina y precipitarse en situaciones prematuramente. Pero sin embargo, constantemente estoy oyendo que la gente dice que cuando se están arrastrando a su meta que simplemente están tomando pasos de bebé. Cualquier esfuerzo hacia el logro a sus metas, ya sea alcanzar una gran relación, el éxito profesional, o la riqueza, debe ser perseguido como si la vida dependiera de ello. Porque es así. He dejado pasar oportunidades al igual que todos los demás han hecho. No puedo decir por qué, y yo no miro hacia atrás para ver lo que podría haber sido. Yo vivo en el presente y persigo el brillante y gratificante futuro que he creado en mi mente y estoy felizmente involucrado en mi vida diaria. Tomen los pasos más grandes posibles. De hecho, cuando la puerta de la oportunidad se abre enfrente hay que saltar a través de ella. Anteriormente, expliqué que si se toman medidas todos los días para lograr una meta o para lograr un deseo, y si la acción que toman es importante, van a lograr el resultado deseado antes de que se den cuenta. Si trabajan con fuerza tendrán éxito. No dejen que una reversa ocasional los desaliente. Cuanto más cerca estén al éxito, más difícil será conseguirlo. Aguanten, las cosas van a mejorar. Hay que tener valor. Pueden tomar una decisión para alcanzar su meta en lo que desean. Si no tienen éxito, hay que tratarlo como una lección, ponerse de vuelta, hacerlo bien de nuevo, y moverse positivamente hacia un futuro brillante. Siempre hay que mantenerse positivo. Siempre evitar lo negativo.

Capítulo Catorce

Obtener lo que Piensa que Merece

Si entendiéramos el poder de nuestros pensamientos, los cuidaríamos mejor. Si entendiéramos el impresionante poder de nuestras palabras, preferiríamos estar en silencio en vez de responder en forma negativa. En nuestros pensamientos y en nuestras palabras creamos nuestras propias debilidades y creamos nuestras propias fuerzas. Nuestras limitaciones y alegrías comienzan en nuestros corazones. Siempre podemos sustituir lo negativo con lo positivo.

-Bettie Eadie

Llega un momento en el que deben estar parados solos... Tener confianza en sí mismo lo suficientemente para seguir sus propios sueños... Estar dispuesto de hacer sacrificios. Sean capaces de cambiar y reorganizar sus prioridades para que sus objetivos finales se puedan lograr. Hay un momento en que la familiaridad y la necesidad de comodidad pueden ser cuestionadas... AHORA es el mejor momento para tomar algunas oportunidades adicionales y crear su propia realidad.

- derivado de Khano Makwarela

Como Mitch Horowitz sugiere, cuando uno se siente deprimido, perdónense. Uno o puede estar siempre listo sonriente todo el tiempo. Habrá un momento en que la luz entrara, y cuando llega la luz, pueden llamar a sus recursos internos para que vuelva la resistencia y la persistencia. Una hipnoterapeuta francesa, Émile Coué, escribió un mantra muy útil que sirve para logar el pensamiento positivo: "Cada día me estoy poniendo mejor y mejor en todos los sentidos." Dijo que se debe expresar esta mantra veinte veces *todo los días*, y con sentimiento. Este se debe hacer durante su estado hipnológico cognitivo. Este es el estado entre el sueño y la vigilia, el punto de pre-vigilia y el sueño pre-nocturno. Prúeben esto durante diez días y ver si hace una diferencia. John Lennon y Paul McCartney creían en esto y escribieron canciones sobre él tema. En la canción 'Getting Better', se puede escuchar que los Beatles repiten esta mantra veinte veces.

Edgar Cayce escribió que sus decisiones moldean a su realidad. Lo que uno consume y lo que uno piensa va a contribuir a la calidad de la vida. Oren por *virtudes* en vez de orar por las *cosas*. Oren por las *condiciones* en vez de los *resultados* específicos. La mente crea las circunstancias que vivimos. Esto evoca el poder del pensamiento positivo. En lugar de esperar hasta la fiesta del Día de Acción (Thanksgiving en los Estados Unidos), cada semana anote tres cosas por las cuales están agradecidos. Esto reforzará la positividad de la vida.

Siéntense a meditar en manera madura y contemplativa y pónganse en contacto con sus verdaderas metas y sus verdaderos deseos. La visualización, las afirmaciones y las oraciones son muy poderosas. El uso de la mente se puede ampliar e iluminar, con la exploración de la mente suprema universal, el alma superior. Deben leer el libro con una simple idea del autor Mitch Horowitz, ¿Cómo Pensar de Una Manera Positiva Transformando la Vida Moderna?

Capítulo Quince

Aprender a Perdonar y Olvidar

Mantén tus pensamientos positivos porque tus pensamientos se convierten en tus palabras. Mantén tus palabras positivas porque tus palabras se convierten en sus comportamientos. Mantenga sus comportamientos positivos porque sus comportamientos se convierten en tus hábitos. Mantenga sus hábitos positivos porque tus hábitos se convierten en sus valores. Mantenga sus valores positivos, porque sus valores se convierten en tu destino.

-Gandhi

De hecho, estamos bendecidos cuando compartimos nuestras amistades. "Y al final, el amor que recibimos es igual al amor que hacemos."

-derivado De Paul McCartney y John Lennon

Un aspecto importante de cerrar la puerta detrás de uno es perdonar a todos y a todas las cosas. Uno no puede permitirse el lujo de llevar exceso de equipaje en su camino hacia el éxito. El montón puede ser tan grande que no se puede obtener a través de la puerta. No importa lo mal que una persona haya sido con uno. No importa lo mal que una persona nos haya tratado. No importa cómo odioso es una persona con nosotros. Estos eventos son del pasado. No hay nada que uno puede hacer al respecto. Uno solo puede perdonar y olvidar. Prepárense para moverse en el futuro libre de esos fantasmas. Aprendan de esas experiencias y olvídense cómo se sienten, a menos que estos sentimientos los lleven al siguiente nivel. Si insisten, llamen a estas personas y díganles que los perdonan. Sólo tienen que saber que por lo general no van a reaccionar de la forma esperada. Estas relaciones son relaciones tóxicas y deben ser evitadas. Sugiero sólo ir hacia adelante en silencio y forma educada.

El acto de perdón es el acto de volver a la actualidad. Y por eso cuando uno se ha convertido en una persona que perdona y uno ha logrado dejar atrás el pasado, lo que realmente han hecho es cambiar su relación con el tiempo.

-Caroline Myss

Uno de mis amigos, Jenna F., me dijo que "perdonar y olvidar es difícil porque la mayoría de nosotros perdonamos para poder seguir adelante, pero la mayoría de nosotros nuncaolvidamos realmente, sobre todo si se trata de una experiencia dolorosa."

Si no hemos verdaderamente perdonado a alguien que nos ha lastimado y si no dejamos atrás el pasado, estas sensaciones se quedarán con nosotros. A medida en que cada memoria nos empieza a volver, nos transportara a vivir esa misma sensación repetidamente.

A veces confundimos los sentimientos de miedo y los sentimientos de odio por la sensación de dolor. Así que tiene sentido que la cicatriz emocional contendrá ambos elementos. Así que tal vez mi amigo tiene razón. Uno puede creer que ha perdonado a alguien que nos ha herido de alguna manera, pero puede que no realmente lo hemos perdonado.

Las personas que sufren de stress postraumático que fue causado por el abuso físico, el abuso psicológico o el abuso sexual, muchas veces sufren los efectos del abuso sin haberse recordado de lo que les pasó (causado por el sentimiento de culpa). Ellos no tienen la capacidad de perdonar a la persona o a las personas que los han dañado. Una caridad en la cual yo estoy involucrado que se llama 'A Child Unheard UK' (Un niño que no se le ha escuchado), se dirige precisamente a esta condición médica compleja llamada trastorno por estrés postraumático (TEPT). Esta caridad fue creada para ofrecer educación, tratamiento médico y asesoramiento. Pero en este momento no me dirijo a esta condición física y emocional. Aquí, estoy hablando de las indignidades comunes de la vida. Me dirijo a los sentimientos de dolor que individuos han sufrido a manos de los amigos, familiares y otras personas. Si todavía están enojados con ellos después de muchos años más tarde, esto probablemente se debe por causa de tener sentimientos todavía no resueltos.

Por ejemplo, tal vez alguien en que confiaban los traiciono. Pueden haber dicho chismes, pueden haber difamado su nombre, o tal vez pueden haberle robado. Y tal vez después de que han hecho este daño, no les dijeron nada de lo mal que los han hecho sentir. Por esta exacta razón esto sigue siendo una emoción sin resolver.

Uno se puede sorprender de cómo la gente lleva estos temas sin resolver, por mucho tiempo. Tal vez los llevan toda la vida. A veces esto puede convertir a alguien en una persona permanentemente negativa o impedir que una persona pueda participar plenamente en una relación satisfactoria debido a la auto-protección. (Hablamos de esto al principio del libro.)

Si uno fue despedido injustamente, por ejemplo, la autoestima podría ser dañada, y uno podría llegar a sentirse deprimido y angustiado con sentimientos de impotencia. Pero este libro enseña que nadie puede causar que uno se sienta mal con sí mismo – solo uno puede lograr esto. Uno puede convertir cada desilusión en una oportunidad.

Uno debe entender realmente su autoestima y tomar posesión de su autoestima. No hay que esperar más de los demás. No hay que esperar para ver de lo que son capaces. Tampoco para ver de lo que son capaces de dar. Uno debe aceptar que el pasado ya pasó y el futuro todavía no ha ocurrido. El futuro será formado por lo que está pasando en el presente. Entonces es fácil ver que esos sentimientos particularmente dolorosos que están relacionados a una situación del pasado, en realidad son auto inducidos y sin conexión a lo que está sucediendo en el momento presente.

Lo que afecta a nuestra capacidad para sacar el máximo provecho del presente son los sentimientos actuales que no se han resuelto. Estos sentimientos son del pasado y fueron creados por los recuerdos. Esto es similar a lo que hemos aprendido en un capítulo anterior sobre la vida de algunas personas que quedan estancados cuando una puerta de su vida se cierra detrás de ellos. Estas personas miran tanto tiempo a la puerta cerrada detrás de ellos, que no pueden ver las puertas abiertas.

Décadas atrás uno de mis profesores me enseñó que uno debe apoderarse de los sentimientos y uno debe abrazar estos sentimientos y realmente sentir estos sentimientos. Después de ese momento uno tiene que simplemente dejar marchar a esos sentimientos para poder seguir adelante con la vida.

El perdón es una manera de soltar. A veces no se puede ir al más allá de los malos sentimientos que uno tiene de una persona a menos que uno les diga cómo lo hacen sentir a uno. Después de esto uno debe hacerles saber que los han perdonado.

Una vez que se le ha expresado a alguien cómo te hacían sentir, y una vez que han dejado de lado a esos sentimientos, la única cosa que debe quedar es un recuerdo. Entonces si se ha resuelto. Así que la vida que se vive será en el presente.

En nuestro grupo hacemos este ejercicio: Tomamos una persona del grupo y fingimos que esta es la persona a quien *otro* del grupo necesita expresarle sus sentimientos. En un caso en particular, me fingí ser el padre de alguien. Cuando terminó diciéndome cómo se sentía, finalmente pudiendo decir todas las cosas que necesitaba decir pero que nunca había podido, lloro con fuerza. Años después esta misma persona me dijo que ese ejercicio llevó a la reconciliación con su padre, con quien desde ese momento ha tenido una relación larga y gratificante.

Años después con una amiga, interprete el papel de su ex-novio. Mi amiga seguía teniendo problemas sin resolver con su ex. Estos problemas estaban saboteando todas sus nuevas relaciones. Cuando terminó de llorar, ella dijo que se sentía como si se le hubiese sacado un peso de encima. Me sentí muy bien haber podido ayudarla sentirse mejor. Ella está ahora en una relación sana y feliz. Recientemente he viajado una gran distancia para asistir a su boda.

No estoy diciendo que todos tenemos que actuar en dramatizaciones. Les sugiero solamente que traten directamente con la gente que han causado los problemas en primer lugar.

El hecho pasado ya ha ocurrido, no hay nada que se puede hacer al respecto. El futuro no ha ocurrido todavía. Lo que queda es hacer lo mejor de la actualidad.

Una vez alguien dijo que se debía ser amable con todos los conocidos. Dijeron que se debía mirar a los ojos cuando alguien les habla. Dijeron que deberíamos hacerlos sentir como si ese día iban a ser la persona más importante que íbamos a ver. Hay que siempre tratar a todos con el respeto que se merecen.

Maya Angelou dijo, "es posible que no recuerden lo que dijiste... pero siempre recordarán cómo los hiciste sentir." Perdonar, olvidar y seguir adelante.

Capítulo Dieciséis

Siguiendo la Regla de Oro

La lección más importante de la vida es que somos un sólo pueblo viviendo en un planeta. Seguramente, si nos amenaza una fuerza externa, soltaríamos todas nuestras pequeñas diferencias y nos juntaríamos para lograr un resultado exitoso. Pero ¿por qué debemos esperar una amenaza externa? ¿No tenemos amenazas de por dentro que son igual de destructivas?

La regla de oro es tratar a cada persona como queremos que nos traten. ¿Por qué es tan difícil? El color, el credo, la raza son sólo excusas para establecer límites artificiales entre los demás seres humanos. Son excusas para el prejuicio y la división. Pronto nos enfrentaremos a los problemas de la superpoblación y la escasez de alimentos y la escasez de agua. Tenemos la capacidad de compartir la infraestructura, compartir la tecnología y las soluciones para resolver estos problemas. Pero lamentablemente no la voluntad para hacerlo. Ustedes son la próxima generación. Ustedes pueden cambiar el futuro con sólo la aplicación de las lecciones de este libro a escala mundial. Solo si así lo desean.

Hoy, cuando lanzamos un avión teledirigido en otro país, me hace recordar el libro de Roger Waters 'The Wall Tour' y de los mensajes contra la guerra en los documentales.

Cada arma que se hace, cada buque de guerra que se lanza, cada cohete que se dispara, en unos significa un sentido final, un robo a los que tienen hambre y no son alimentados, y los que tienen frío y no son abrigados.

-Dwight D. Eisenhower.

Roger también me convenció de que debido a Facebook, Google, YouTube, Instagram, SNAPCHAT, y todas las otras máquinas de comunicación, estamos a punto de tener la oportunidad de decir "Espera un minuto, hay algo mal con esta imagen". Ahora podemos estar al punto de la implementación de una verdad benévola: Obtenemos más placer en la construcción y menos placer en la destrucción y obtenemos más placer del amor que del odio. Así que despierten y por lo menos traten de cambiar el mundo... un solo acto a la vez. Hay que construir amor y destruir el odio donde se encuentre.

__Somos un planeta y somos un sólo pueblo__. Yo soy optimista y creo que algún día vamos a tener la voluntad para actuar de esa manera.

Conclusión

Hoy adopte las lecciones contenidas en este libro. Debido a que he vivido años en las hojas en vez de jugar a lo seguro. Hoy he votado en tres grupos para los Premios Emmy. Hoy he votado a favor de un video de la semana de una nueva artista de MTV. Hoy me puse en contacto con un viejo amigo. Hoy he recibido una opción para producir un libro para un guión. Hoy me puse en contacto con varios productores y les facilite información sobre un nuevo autor y su libro para una aparición en un programa de televisión. Hoy preparé revisiones de unos papeles para la corte de apelaciones. Hoy puse los perros a dormir y hoy terminé este libro.

Mañana estoy seguro de que tendré un día tan memorable como fue el día de hoy e igual que mañana y el día siguiente y el día siguiente.

A mis amigos que están sufriendo... El famoso Molière correctamente escribió que, "Lo mayor sea un obstáculo, más gloria uno recibe en la superación de la misma." Sinceramente les deseo la fuerza para superar todos los obstáculos.

Posteriormente

Desiderata

Anda plácidamente entre el ruido y la prisa, y recuerda la paz que puede estar en el silencio.

Di tu verdad tranquilamente y claramente. Escucha a los demás, incluso a las personas que son aburridas y a las personas que son ignorantes. También ellos tienen su historia. Evita a las personas ruidosas y agresivas, porque son un mal para el espíritu.

Si te comparas con los demás, te volverás vano y amargado porque siempre habrá personas más grandes y más pequeñas que tú.

Disfruta de tus éxitos así como de tus planes. Mantén el interés en tu propia carrera, por humilde que sea. Es un verdadero tesoro en las cambiantes fortunas de nuestros tiempos.

Siempre tener precaución en los negocios porque el mundo está lleno de engaños. Pero no dejes que esto te vuelva ciego con la virtud que existe; muchas personas luchan por altos ideales y dondequiera la vida está repleta de heroísmo.

Se tu mismo. En especial, no finjas el afecto. Tampoco seas cínico en el amor. Porque a pesar de la aridez y el desencanto esto es tan perenne como la hierbas. Siempre acepta dócilmente el consejo de los años, abandonando elegantemente las cosas de la juventud.

Más allá de una sana disciplina, sé dulce contigo mismo. Tú eres una criatura del universo, no menos que los árboles y las estrellas. Tienes el derecho de estar aquí. Y si es claro o si no es claro para ti, sin duda el universo se desarrolla como debe.

Por lo tanto, estar siempre en paz con Dios, cualquiera sea su idea de Dios. Y en esta ruidosa confusión de la vida hoy en día, sean lo que sean tus trabajos y sean lo que sean tus aspiraciones siempre recordar de mantener la paz en tu alma. Porque sin embargo, con todo nuestro duro trabajo y nuestros sueños rotos el mundo sigue siendo un mundo hermoso.

Como Tomar El Control

Siempre estén alegres. Siempre luchen por la felicidad.

EL MOVIMIENTO de RECONEXIÓN

un Manifiesto - por: Hollis Mahady

Así que es muy obvio que vivimos en un mundo de la tecnología, la segunda década del siglo 21: la era del ordenador.

Mientras escribo esto estoy observando mi entorno, y cinco de las cinco personas en el vestíbulo del hotel donde estoy sentada están muy ocupados en sus iPhones o teléfonos "inteligentes". Como experimento, miro a mí alrededor con una sonrisa para ver si puedo conectar con alguien. Nada. Por desgracia, esto no es una situación desconocida hoy día. ¿Cuántas veces hemos salido a almorzar o cenar cuando hay una pausa en la conversación y alguien saca de repente su iPhone, o peor todavía, ni si quiera lo sueltan para poder tener una conversación real? Lo único que había hecho hasta el momento era haber tocado un pedazo de una canción de Oregon, en un equipo muy viejo del cuarto grado. ¿Sabes qué? Me alegro de haber tenido esos 14 años más o menos libres de la tecnología. Mis "años de desarrollo" fueron años llenos de juegos al aire libre como patear pelotas, esquivar pelotas, columpios y piscinas. Yo tocaba el piano en un piano *real* en lugar de tocar en una "App". .No aprendí a tocar la guitarra jugando con "Guitar Hero". Recuerdo que mi mamá me contaba historias de su propia infancia en que todo giraba alrededor de a la naturaleza. Ella vivía en una granja, tomaba excursiones al lago, ella jugaba a las cartas y ella escuchaba discos.

Ahora, veo al bebé de mi amiga y como juega en el iPad y su nuevo juguete es el nuevo iPhone. Ella está totalmente inmerso en lo que está sucediendo en la pantalla y está completamente inconsciente de cualquier otra cosa que pasa en el mundo a su alrededor. Computadoras y celulares les han quitado la atención a muchas personas, no sólo les han quitado la atención a los bebés de lo que está sucediendo en el mundo que los rodea. Los registros físicos y los CDs están desapareciendo debido a la evolución y el cambio de formatos de la música en el siglo 21.

Todo es virtual ahora. La desaparición de las librerías está sucediendo por todo el mundo debido a que la gente esta descargando libros en sus Noooks y en otros aparatos. Tiendas de video han cerrado debido a la transmisión por Internet en sitios como Netflix y Hulu. La emoción de conseguir un nuevo CD, admirando obras de arte, cuidadosamente leyendo las letras de canciones, y escuchando a toda la canción de inicio a fin raramente ocurre para la mayoría de las personas hoy día. Esto es debido a la popularidad de las canciones de iTunes y otros sitios de música gratificante e instantánea de descarga.

Las pocas de estas tiendas que permanecen abiertas hasta hoy día parecen tener un futuro sombrío. Así que, ¿cuál es el resultado de todo esto? No van haber más librerías, tiendas de música, tiendas de video, etc. Algún día llevara a menos interacción humana. ¿Interacción humana? ¿Bueno, ahora que todo es tan rápido y conveniente será que se necesita tener interacción humana? En el mundo actual en el que vivimos las librerías se están convirtiendo en obsoleto, las tiendas de música se están convirtiendo en obsoleto y tiendas de video se están convierten en un modo obsoleto en nuestras vidas. ¿Puede ser que el arte de la interacción humana y la significativa conexión humana está quedando obsoleto también?

Todo hoy día está disponible con el clic de un ratón de computadora. Ahora puede ordenar sus compras directamente a su puerta. Ya no hay una necesidad real de tener un intermediario para completar el proceso. Esto ahora oficialmente elimina la necesidad de interacción humana. Todo, incluso *la gente* ahora está a disposición de los demás. Todo, incluso las personas ahora están a disposición de los demás. ¿Si no te gusta lo que ves, por qué conocer a alguien? Sólo seguir haciendo clic en la computadora hasta encontrar la mejor opción que usted *piensa* que está buscando. Bueno, los tiempos están cambiando, sin duda, o los tiempos han cambiado, INMENSAMENTE. ¿Pero para bien o para mal?

Antes de pasar a hablar de cómo me siento personalmente (sí, esto es sólo mi opinión personal y los invito a leerlo y estar de acuerdo o en desacuerdo - la belleza del pensamiento libre) acerca de la vida, aceptar los cambios y los desafíos y tratando de sobrevivir en esta época virtual, quiero decir que yo no soy totalmente anti-tecnología (como muchos de nuestros padres) y tampoco soy una persona del estilo hippy libre que cree que todos debemos botar nuestros teléfonos celulares y computadoras. No creo que debamos volver a los tiempos cuando los teléfonos eran de lata y cuerda y la correspondencia la entregaban a caballo.

No. Yo reconozco que hay muchas ventajas y comodidades de toda esta tecnología nueva. Con la progresión natural de la evolución y los avances del hombre, adaptándose a las nuevas ideas y los nuevos estilos de vida es inevitable e ineludible. Estoy sorprendido (y agradecido hasta cierto punto) por estos avances y la cantidad de información disponible hoy día.   Hay una increíble cantidad de información disponible en una gama muy diversa de temas en el Internet.   Puede conectarse y charlar con gente que nunca ha conocido a ningún otro lugar aparte de esta autopista de la información.   Puede conectarse y charlar con gente que nunca hubiese conocido fuera de esta autopista de información.   Páginas web de encuentros de hecho han permitido que la gente se conecte y formen relaciones no virtuales y legítimas fuera de la computadora.

Tengo que decir que me encanta mi iPhone y me encanta mi cámara tanto como la siguiente persona y siendo músico reconozco todas las ventajas de poder crear y vender mi propia música / mercadería en la computadora.   Los artistas son capaces de exhibir con independencia su trabajo en el computador, sin el fuerte control de una compañía discográfica.   Los artistas son capaces de hacerse conocidos en forma grande, una cosa que antes nunca fue posible.   Amigos y familias pueden mantenerse en contacto aunque estén separados y viviendo en diferentes estados o países.

Y si bien las redes sociales como Facebook, Twitter, Instagram y los otros pueden haber vuelto a conectar personas de muchas maneras, por ejemplo como ese viejo compañero de la secundaria que no has visto en 20 años, o el amigo de la clase de Frances que no le escribiste por más de 15 año, tengo que decir que me siento también como si esto ha traído algo que tenía la *intención* de prevenir; una desconexión.

Sí, la edad que proclama ser la edad más conectada, creo que en realidad es todo lo *contrario*. Claro que todos estamos ahora muy capaz de sentarnos en nuestras pantallas y teléfonos todo el día y somos capaces de descargar rápidamente la última aplicación de iPhone o iPAD. Pero, ¿puedes recordar honestamente la última vez que hubo una cena o una reunión con amigos donde no había móviles o dispositivos electrónicos en el evento? ¿Puedes pensar en una salida cuando las personas participando en este evento no fueron interrumpidos por más de 5 minutos por un teléfono celular o alguna otra distracción? ¿Y es que realmente tenían la mente en la interacción o estaban distraídos por los aparatos en la mesa?

Esto me lleva a preguntar: ¿Qué pasa con nuestros lapsos de atención? Los seres humanos han realmente llegado a ser tan aburridos que no pueden captar la atención de otro ser humano por tan sólo cinco minutos? ¿Puede ser que nuestras relaciones virtuales con ordenadores tengan prioridad sobre nuestras relaciones con la realidad? ¿Es más importante dar la última actualización de Facebook, publicar un tweet, o subir una foto en Instagram acerca de lo que estás haciendo, en lugar de realmente vivir y estar presente en ese momento? ¿Es realmente necesario tener la cámara de su móvil filmando un concierto todo el tiempo siempre me he preguntado? "¿Alguien realmente vuelve a ver las imágenes que estaban tan ocupados filmando en sus teléfonos en los conciertos?"). ¿Y es necesario tener el teléfono en la sauna en el gimnasio?

¿Hay alguien más preguntándose: ¿QUÉ MIE*** ESTÁ PASANDO A ESTE MUNDO? ¿QUÉ ES ESTA ABSURDIDAD, SIN SENTIDO HIJO DE *******? Estamos rodeados de máquinas, pero eso ahora quiere decir que nos están convirtiendo en MÁQUINASTAMBIEN?

Me encuentro mirando alrededor y estoy listo para sonreír a la gente caminando por la calle. Espero poder hacer algún contacto con los ojos. Espero ver una luz de una persona despierta y alguien viviendo en el momento. Tal vez en algún momento escuchar un "¿cómo estás?" Más a menudo que no me encuentro decepcionada por la falta de conexión humana que se ve día a día. La mayoría de los ojos de la población están pegados hacia abajo en sus teléfonos o cualquier otro dispositivo electrónico que están sosteniendo. Esto significa que la probabilidad de un encuentro casual al azar o una conexión con alguien es casi nula.

Después de expresar mis preocupaciones a unas pocas personas que conozco, he encontrado que muchas personas realmente parecen estar llegando a la misma conclusión, y se están preguntando lo que nos trae el futuro. Parece que es una transformación que nos está llevando a la generación robot. Como soy un artista y soy un músico, he escuchado la teoría de que los artistas son demasiado sensibles, los "almas torturados" de muchas generaciones. Y estoy de acuerdo con eso, hasta cierto punto. Aunque últimamente, cada vez que hablo con más gente sobre este tema, no sólo los artistas, parece ser que están de acuerdo con esta nueva generación de robots.

Hay un hilo en común cuando se refiere a la soledad y a la separación que se está viendo entre mucha gente de mi edad. ¿Y me pregunto si es porque todos de mi época crecimos en una cierta edad donde tuvimos una verdadera conexión humana a otras personas? Era un tiempo en el que los amigos realmente hablaban el uno al otro y la gente se reunía porque sí sin estar constantemente corriendo a la siguiente cosa. Era una época en que los niños podían ser niños y hacer cosas sin estar preocupados para nada de algún "matón" en el Internet que a escondidas podría tomarles una imagen para usarlo después para chantajearlo por Internet. Ese fue un tiempo antes de los teléfonos celulares. Esos eran los tiempos en que nos veíamos obligados a hablar con la persona en frente de nosotros (en lugar de la persona en el otro extremo del mensaje de texto). Esos eran los tiempos en que necesitábamos para perfeccionar nuestras habilidades sociales durante las salidas en lugar de utilizar nuestros dispositivos tecnológicos de muleta social. Entonces, ¿esto dónde deja a mi generación? ¿Somos la generación que está atrapado en el medio?

Nosotros somos las últimas personas que crecieron en el mundo antes de que la tecnología pareciera estar controlando el mundo.

La mayor parte de mis años de desarrollo fueron envueltos en interacción humana *real* donde las computadoras o los teléfonos no fueron mis niñeras. Ellos no tienen un papel en la formación de mi crecimiento para llegar a la persona que soy hoy día. He tenido esa sensación de saber lo que era crecer y vivir en un mundo antes de esto. Tuve la suerte de crecer estando cerca de la naturaleza y tuve la suerte a la experiencia de vivir gozando de interacciones humanas reales. El problema con los que estamos "atrapados en el medio" es que nos acordamos de lo que era realmente estar conectado a otros seres humanos y no sólo conectados "virtualmente". Esto es la diferencia entre las generaciones que están naciendo en este período de tiempo que no conocen otra manera. Ahora nos quedan nuestros corazones y nuestras almas para recordar y por lo tanto nuestros corazones y almas anhelan este sentimiento de la forma en que una vez solía ser.

He pasado toda mi vida en una búsqueda para encontrar el propósito y el significado de la vida. Para encontrar el amor y esa sensación de totalidad. Cada vez que lo intentaba, más solo me parecía hacerse. Para el inicio de este movimiento las semillas fueron plantadas hace unos años cuando yo estaba buscando fuera de mí y me enojaba con los demás por estar tan desconectados. . Por supuesto en ese entonces yo culpaba a las computadoras y a los teléfonos por toda mi miseria. Pero con el tiempo me di cuenta de eso, y yo pensé que sería increíble conocer a algunas personas con las cuales me podría conectar. Pero con el tiempo me di cuenta de eso, y yo pensé que sería increíble conocer a algunas personas que podrían conectar conmigo. Las personas que realmente necesitaba conocer y con las cuales debía conectarme era a MI MISMA.

En realidad no eran las otras personas que podrían ser capaces de llenar mi alma. Tampoco eran otras personas con las cuales yo quería desesperadamente estar conectada. Era a yo misma que necesitaba reconectar. No creo que sea nuestra propia culpa lo que está pasando hoy día en nuestro mundo acelerado con respecto a la epidemia de desconexión. Hemos sido condicionados por una sociedad materialista que nos distrae de la verdadera belleza y el verdadero propósito de la vida. Nuestra sociedad pone la mayoría de enfoque y la mayoría de la energía en ganar dinero. Es una sociedad que consume en exceso y es una sociedad que cree que lo único que necesitamos para ser felices se encuentra por fuera.

Un novio nuevo o una novia nueva, un gran trabajo, un rango más alto, un cuerpo perfecto, el dinero, el poder o una carrera son las cosas que llenarán ese vacío pesado e intolerable que persiste dentro de nosotros. Estas son todas las cosas que temporalmente satisfarán el ego hasta que estas cosas desaparecen.

Por supuesto, que lo que estoy diciendo no es una revelación nueva. Los mismos temas y las mismas soluciones mágicas

Relacionadas con las grandes preguntas de la vida corren a lo largo de casi todos de los cientos de libros en los negocios que tratan con la mejoría. El problema que he encontrado con estos libros es que una vez que los he leído, y una vez que he entendido lo que están explicando y una vez que he hecho un esfuerzo consciente para aplicar estas sugerencias a mi propia vida, eventualmente me deslizo de nuevo al viejo conducto. Este conducto esta inculcado en mi conciencia y viene con el apoyo de la mayoría de la sociedad. Miro a mis alrededores y me pregunto si alguien más ha realmente leído estos libros o si quiera si alguien realmente ha tratado de aplicarlos a su vida con éxito o si este éxito es sólo de breve duración como el mío.

Siempre me viene el dicho en la cabeza que dice "si no puedes vencerlos, únete a ellos". Aunque a veces parecía la solución más fácil del problema que tenia en cuestión todavía en realidad nunca era una opción para mí. Siempre me he mantenido firme en las afueras de la sociedad y me he negado a reunirme con las masas de robots como zombis que habitan la Tierra. En lugar de eso he optado por tomar una posición y continuar en la búsqueda de mi propia verdad individual y mi auto-empoderamiento. Hago esto en lugar de seguir ciegamente y con miedo detrás a las opiniones de otros - como corderos siendo dirigidos al matadero.

En cambio, mi idea es volver a conectar a la gente con gente en lugar de simplemente conectar a la gente con la *idea* de construir un nuevo modelo de la creencia en el cual se debe vivir. El Movimiento de Reconexión se trata de la búsqueda para los que están en la minoría y la construcción de un equipo de apoyo para ayudar a los demás con los desafíos que vienen cuando decidimos seguir el camino de nuestros corazones y de nuestros sueños. Este movimiento se trata de cómo recuperar nuestro poder como individual, un poder que nos han robado. Hay poder en números y también se encuentra poder sólo juntando a las personas que tienen los mismos objetivos. Esas son las personas que buscan la verdad y aquellos que están dispuestos a luchar por un mundo mejor que la asignación de poder estará más balanceada. Entonces vamos a ser los pioneros del Movimiento de Reconexión y veremos que una nueva Tierra comenzara a florecer.

Una vez que te sumerjas en el hoyo del conejo y "despiertas" como dicen algunos, comenzaras a ir más lejos y más abajo en el hoyo. Vas a empezar a entender que hay una gran cantidad de información que solo un pequeño porcentaje de los poderes que gobiernan la sociedad están tratando de mantener oculto, lejos de los ojos del público. Algunas personas lo llaman una conspiración. Yo lo llamo la verdad. Si comiénzanos a mirar, los hechos están ahí para demostrarlo. Tengo que darles un poco de crédito por hacer un maldito buen trabajo de mantener a la mayoría de la gente

ignorante de *su verdadero potencial*. Esto nos mantiene atrapados en la creencia de que no somos lo suficiente o que no nos merecemos una vida mejor que la mera supervivencia.

Estábamos destinados a prosperar en este mundo. No estábamos hechos para simplemente sobrevivir. La "buena vida" no fue seleccionado para unos pocos privilegiados aunque nos parezca de esa manera. Empecé a preguntarme a mí mismo hace muchos años a preguntas como ¿por qué tan pocos tienen tanto y tantas personas tienen tan poco? ¿Por qué no hay más gente siguiendo el dinero y ver lo que realmente está pasando? Sinceramente no creo que no nos pusieron en esta tierra para estar sufriendo.

Aunque algunas lecciones de la vida se hicieron con el fin de acelerar nuestro crecimiento espiritual como un ser humano y si pueden ser dolorosas, la verdad es que pretendían que nosotros disfrutáramos de la experiencia física de ser un ser espiritual viviente. Estábamos destinados a disfrutar de la abundancia del mundo tiene para ofrecernos. Se nos ha engañado y se nos ha manipulado para hacernos creer que no hay suficiente. Se nos ha hecho creer que hay falta de abundancia y que hay escasez en este mundo. Esto no es cierto. Lo único que está pasando es que hay un gran desequilibrio de poder en este mundo. También hay una asignación de las cosas en este mundo que son distribuidas de manera desigual. He tomado la decisión de luchar por las personas que no tienen nada. He dedicado mi vida como artista y como activista para conectar con la gente y hacerles saber que no están solos. Hasta este momento, y por la mayor parte de mi tiempo en este planeta me he sentido terriblemente sola y deseaba que alguien hubiese estado allí para mí con algunas explicaciones de por qué nos sentimos así.

Tenemos un enorme poder como individuos solamente una vez que nos conectamos de nuevo a nuestra verdadera divinidad y a nuestra fuente de poder y elevamos a nuestra frecuencia energética. Una vez que hacemos esto, habrá un cambio importante con el poder en este mundo que el pueblo que esta "en control" no quiere que suceda. Para distraernos, hoy en día tenemos a los ordenadores y a los equipos electrónicos. Estos nos distraen de los verdaderos problemas que están ocurriendo en nuestro planeta. Estas cosas nos desconectan de nosotros mismos igual que otros factores que nos desconectan como las tácticas del miedo, las condiciones ambientales, los productos farmacéuticos, el control mental, la radiación de los dispositivos y de los medicamentos y el alcohol.

Todas esta cosas nos mantienen en estados de baja vibración – como nos hace el miedo y como nos hace la depresión. Ciertos alimentos y el consumo del fluoruro igual que el agua tóxica son unos de los principales copartícipantes de la desconexión con nuestra fuente divina. Nuestra glándula pineal, también conocida como el "tercer ojo", (buscar el significado si no está familiarizado con el término) se calcifica a través del fluoruro que se encuentra en el agua potable y en los productos químicos y en las toxinas que se encuentran en los alimentos procesados. Estas son dos de las cosas que hoy en día la sociedad ha hecho casi imposible de evitar.

En la mayoría de la gente la glándula pineal apenas está activa debido a estas condiciones ambientales y debido a la comida que comemos. Cuando la glándula pineal está sana y despierta la conexión directa con los estados de conciencia más elevados está abierta. Estos estados de conciencia más elevados son donde los seres humanos, naturalmente, pueden sentir el amor más divino y vivir con menos miedo. Cuando ocurre lo contrario como en la mayoría de la gente y la glándula pineal se calcifica, las personas sufren de estados y de frecuencias inferiores en forma de energía que se ve por ejemplo como el miedo, la depresión la ansiedad y en última instancia, la ilusión de la DESCONEXION. Ellos permanecen en un estado de realidad tridimensional en el cual uno se centra en sólo ver *exactamente* lo que está en frente de uno. Entonces de estar manera ellos empiezan a formar adicciones a cosas como las drogas, el alcohol y las píldoras de prescripción para aliviar el dolor que sienten a diario. De esta manera se convierten en una de las muchas personas que fortalecen la máquina en el ciclo interminable de pacientes que son incorrectamente diagnosticados con depresión o uno de los muchos otros nombres que hemos dado a nuestras enfermedades artificiales. Nosotros les pagamos a todos los demás para solucionar nuestros problemas. No nos damos cuenta que en la mayoría de los casos tenemos la capacidad de sanarnos y *siempre* hemos tenido el poder interior para sanarnos a nosotros mismos.

Me resulta un poco alarmante que la mayoría de la gente con la cual hablar ni siquiera sabe que es la glándula pineal o cual es su función. Debemos tener en cuenta que hasta el momento ha sido comprobado científicamente que es el vínculo más grande a nuestro espíritu. Al mismo tiempo me doy cuenta de que por causas ajenas puede ser que no somos conscientes de esta información. Entonces no es una coincidencia que Jesús, Buda, el Dalai Lama y otros grandes maestros legendarios del mundo han llegado a estados sumamente elevados de conciencia. Parece ser que muchos de sus seguidores se han olvidado que estos maestros vinieron a la Tierra para enseñarnos y para recordarnos que nosotros mismos somos muy poderosos. Y también nos enseñan que tenemos nuestras propias herramientas que ya están dentro de nosotros. Y estas herramientas nos harán capaces de crear y vivir una vida plena de alegría y no una vida llena de miseria. En esencia realmente Jesús, Buda y todos los demás no son muy diferentes a nosotros, ya que todos formamos parte de la fuente divina. Ahora, ¿qué haría usted si le dijeran que le estaban haciendo esto a propósito? Y se enteró de que estas personas estaban manteniéndolo desconectado a propósito. ¿Y que los estaban engañando y al mismo tiempo los estaban manteniendo atrapados en situaciones miserables y sin la posibilidad en una salida o en una vida mejor? ¿Pensar de que otra persona está "haciendo de Dios? ¿Estaría enojado? Sé que yo estaba. Esto fue lo que me abrió los ojos y empezó mi camino. Poco después de eventualmente me desperté y dejé de comer mie*** . Literalmente.

A veces antes de que se produzca un cambio tenemos que

ir al lugar más oscuro en el que simplemente no podemos seguir más por el mismo camino. Allí es cuando la gente se despierta y se dan cuenta de que son los co-creadores de sus propias existencias. Algunas personas no se despiertan y que es su propia decisión.

Este movimiento y esta cadena son para las personas que se despiertan y que están despiertos *y* conscientes o al menos quieren serlo. Al leer esto aquellos que empiezan a sentir algo revolviendo por dentro quiere significar que en algún lugar en el fondo su alma se está conectando y su alma en algún nivel reconoce algo de esta información. Esto es para aquellos que son curiosos y con la mente abierta.

A lo largo de la historia ha habido muchos soñadores que han hablado de un mundo utópico. ¿Es sólo un sueño intangible sin esperanzas o puede ser que realmente suceda esto en la Tierra? Si la mayoría de la gente está desconectada de su propia fuente divina ¿cómo podemos esperar ser conectado a otros? La respuesta es - no podemos. No va a suceder hasta que no haya un gran movimiento o haya suficientemente personas que comienzan a "despertarse". Debe haber gente suficiente como para empezar a vivir una nueva forma de vida. Antes de que realmente ocurra un cambio nuestras vidas deben trascender la forma en que actualmente hemos sido condicionados a vivir.

Como he dicho antes hay poder en los números y primero tenemos que dejar de apoyar a la vieja manera de hacer las cosas.

Tenemos que poner el poder de nuevo en nuestras propias manos. Cuando están los cambios del poder y cuando se empieza la nueva forma de vivir se forma corazón lleno y hay una orientación más pacífica y finalmente comenzamos a crecer. Las corporaciones y las empresas que nos controlan colapsarán. No es sólo un sueño utópico. Es posible. Pero tenemos que empezar por alguna parte y alguien tiene que tomar una posición.

No es algo que va a suceder de la noche a la mañana. Y no estoy diciendo que nadie salga y deje de inmediato su trabajo. Pero si estoy pidiendo que por lo menos comencemos a tomar conciencia. En este momento a mayoría de la gente está a cargo y la mayoría del poder descansa en los hombros de los hambrientos monstruos ávidos que se apoderan del dinero. Mucha gente no parecen dar como **to sobre el estado de nuestro mundo. Pero muchas personas si se preocupan. Esas son las personas que deben unirse y hacer un movimiento.

Hasta entonces, el sufrimiento continuará. ¿Es realmente una sorpresa qué hay tanto sufrimiento en el mundo? ¿Por qué parece ser que estamos escuchando más y más acerca de estos atentados atroces y tiroteos en las escuelas? Yo creo que es porque nos estamos convirtiendo en forma mayor en personas que están desconectadas y deshumanizadas. La desconexión entre gente es tan grande que ya la gente no se miran mas como iguales. Ya no nos miramos más el uno al otro como almas gemelas que comparten el mismo cuerpo y que comparten del campo fuente energética desde donde toda la energía viene en la Tierra.

El hecho es que sin embargo todos SOMOS IGUALES. Todos somos espíritus libres y no estamos destinados a ser servidores el uno al otro en cambio debemos ser servidores a el bien superior. Todos estamos aquí (con suerte) en busca de un propósito, y para el amor. Todos nosotros estamos compartiendo de la experiencia humana. Es una cosa hermosa el pensar que todos ESTAMOS AQUÍ compartiendo este asombroso misterio. . Sin embargo al mismo tiempo, todo el mundo parece estar tan distraído y todos actúan como desconocidos. Y todo el mundo parece estar bien con esta situación.

Yo estoy haciendo este movimiento, el movimiento de la reconexión para reunir a la gente de nuevo. (THE RECONNECTION MOVEMENT). Para las personas que están solas. Las personas que están tomando una oportunidad y siguiendo la llamada de su alma y siguiendo el camino menos recorrido. Para las personas que creen en sí mismos, pero no tienen a nadie que lo haga. Para las personas que no tienen miedo de admitir que se sienten solos, confundidos o deprimidos y que quieren ayuda. Para las personas que tienen miedo o vergüenza de admitir cuál enmi*****os están y que realmente se sienten terribles. Para las personas que sienten que no tienen ni siquiera la oportunidad para una vida mejor o una vida más significativa. Para las personas que nunca encajan. Para los solitarios y marginados. Para las personas que son solteras y están solas. Para las personas que están casadas, pero que todavía les falta algo. Para las personas que necesitan ayuda, positividad, el estímulo y el empoderamiento en sus vidas. Para las víctimas que están sufriendo con el Ego-control en el amor en lugar de la forma correcta de amistad y el amor que todos anhelamos. Los que están cansados de los detractores y las actitudes negativas que a menudo se les presentan. Los que están buscando una mayor satisfacción del más allá que del mundo material. Gente que se siente tan perdida como a veces me siento yo una gran parte del tiempo y que están buscando la conexión humana, la conexión real.

Todos estamos aquí en la tierra para cumplir con el propósito de nuestra vida y el propósito de nuestras almas. No estamos aquí para sufrir. No estamos aquí para hacer dinero, no estamos aquí para comprar ****. No estamos aquí para morirnos y para pudrirnos. Estamos aquí para aprender, crecer y evolucionar. Estamos aquí para el AMOR. Y el amor no tiene que ser de sexo o el amor físico. Se trata de reconocer un alma y tener amor por esa alma. De ahí sale la terminología "alma gemela". Todos somos almas gemelas. Por supuesto que algunas personas tienen conexiones más fuertes con algunos compañeros del alma que con otros, pero al final todo somos hermanos y hermanas, nos guste o no nos guste. Todos estamos aquí sin saber realmente lo que el p*** hacer y todos estamos tratando de hacer lo mejor que se puede.

`Estamos aquí y nos han engañado. Engañados en creer que el amor verdadero se trata del sexo y que la felicidad está basada en la riqueza material y el poder. Los seres humanos están hechos de *amor*. Aunque parece ser que muchos de nosotros hemos olvidado este simple concepto. Hay un caso grave de amnesia que está dando vueltas. Es hora de despertar. Y eso de lo que se trata el movimiento de RECONEXIÓN.

¿Te has preguntado por qué la gente se refiere constantemente a esa época del movimiento hippie en los años 1960 y 70? El era del amor paz y armonía. Era una época en que los músicos cantaban acerca de sus "hermanos y hermanas" que luchaban en Vietnam. Ellos protestaron con sus voces para que sus amigos no tuvieran que ir a la guerra. Ellos estaban sacrificando su propia seguridad para la seguridad de los demás. Estados Unidos ha estado recientemente en una guerra por más de 10 años. Hay soldados que se mueren todos los días para proteger nuestra seguridad. Sin embargo, yo no recuerdo haber escuchado muchas canciones en la radio que se dirigen a lo que está sucediendo en el mundo.

La era de la contracultura hippie fue una época de amor. Fue un momento de hermandad y fraternidad. Un momento en el que la gente se conectaba de verdad. Las personas estaban tan conectadas que se ponían de pie uno por el otro. La gente defendía en lo que creían. Era una época en que la gente tenía algo en que creer. ¿Por qué es que hasta el día de hoy los artistas como John Lennon y Bob Marley, son venerados como artistas y como hombres que cambiaron el mundo a través de su música? Hablaron sobre el amor y la paz. Era algo con que muchas personas podían conectarse desde el profundo interior de sus cerebros. Porque aunque estaban amnésicos todavía podían recordar que el amor y la paz es la razón por la cual estamos aquí. Esos cantantes tenían algo que decir en sus palabras y utilizaron sus voces para tocar a la gente.

Mucha gente se refiere de nuevo a este momento mágico en la historia, porque no ha habido nada de ese calibre que ha llegado a impactar al mundo como el movimiento de contracultura hippie y la música de esa época. Hemos cambiado mucho desde entonces. Y mientras yo he reconocido que hay claramente algunas ventajas y algunos beneficios con toda esta tecnología, creo firmemente que nos estamos volviendo menos y menos dependiente en nuestras propias mentes y cada vez más dependiente de las máquinas. Las computadoras han estado copando el mundo, y ni hablar la mayor parte de la industria de la música. Nos estamos convirtiendo en nuestros ordenadores. Y en general la gente parece ni si quiera darse cuenta y menos les importa. Y no podemos culpar a los niños por haber nacido en un mundo donde esto es lo único que conocen. Sólo podemos culparnos a nosotros mismos si seguimos apoyando el estado actual del mundo.

Estoy atascada en el medio. Siento que es mi deber y el deber de las otras personas que quedan en esta "generación perdida" que

todavía tienen esta pasión desenfrenada que quema por dentro para reunir a los artistas con mentalidad creativa que quieran unirse y hacer un movimiento. Quiero hacer este movimiento con música, el arte y escritores que realmente se dirigen a algunas de las cuestiones más importantes del momento. Los que sí reconocen lo que f *** está pasando. Y los que vean en qué peligro nos estamos metiendo si las gente no se empieza a despertarse. Existe es un peligro para las generaciones futuras y es un peligro para nuestro planeta. Es un peligro para nuestra madre tierra que nos presta su casa mientras estamos *de visita*. Sin embargo, somos ignorantes y estamos destrozándola.

Estoy buscando a los niños y adultos Índigo y del arco iris y las últimas personas de nuestra generación que crecieron sin computadoras y sin máquinas. Aquellos individuos que recuerdan lo que se siente cuando uno realmente con la gente. Nosotros somos la esperanza de un nuevo futuro. Estamos aquí para hacer tomar conciencia. A medida que el planeta se desarrolla, los principales adelantos tecnológicos son parte de eso y cuando se usa con moderación, estas máquinas pueden ofrecer ventajas maravillosas que hace que en algunos aspectos la vida sea más conveniente y más agradable. Las máquinas en sí no son técnicamente el problema. El problema es el consumo excesivo, el mal uso del poder y la dependencia en estas máquinas que pueden llegar a ser peligrosas. La inteligencia artificial que reemplaza nuestra propia inteligencia individual es un peligro. Y la *abilidad* de formar nuestras propias opiniones y nuestras propias creencias ya no es un argumento de las historias descabelladas en las películas de ciencia ficción... se está volviendo alarmantemente la realidad del planeta.

NO SOY UN P**** ORDENADOR pero estoy viendo con horror que la gente se está convirtiendo en robots. Las personas reales, presentes en el momento, están desapareciendo en la distancia.   Y la búsqueda de estas personas es cada día más y más difícil.   He visto bastante miradas vacías con los ojos sin vida en diferentes personas. ¿Qué demonios va a pasar con nuestros hijos? Nuestra joven generación que ha nacido en estos tiempos no conoce nada más. Nos corresponde a nosotros ayudarlos y moldearlos para el futuro. El conocimiento es poder. Buscando la sabiduría y la verdad sobre el dinero y el control es una lucha que vale la pena batallar.

¿Por qué estamos entregando nuestro poder a las máquinas y estamos dejando a un pequeño grupo de codiciosos elitistas y hambrientos con dinero dirigir al mundo? ¿Podáramos detener esto antes de que sea demasiado tarde?   La ignorancia no es la felicidad.   La ignorancia es el fin del mundo tal como lo conocemos.   Es el fin de los verdaderos artistas, los músicos reales, reales y los pensadores libres y pacíficos.   La música es el poder y la banda sonora de nuestras vidas. Nuestros niños merecen una banda sonora que es real. Merecen una banda sonora significativa y empoderada en lugar de una banda de sonido que está lleno de música redundante y reciclada. No merecen música de los ganadores del programa de televisión Ídolo que es poco profunda y vacía o música que esta sintonizada automáticamente como la de las estrellas del pop.

Si no nos despertamos y damos pelea para pararlo sólo nos tenemos a nosotros mismos que culpar. Porque en los próximos años cuando se han ido todos y no existe nadie, excepto la gente que son controlados en forma robótica por unos pocos, ya va ser muy tarde. No es justo para nuestros hijos. Hazlo por ellos. Ellos tienen el derecho a una vida conectada y significativa como la que tuvimos nosotros. Este es uno de los momentos más importantes y cruciales en la historia de nuestro mundo y el momento más importante para los verdaderos artistas que quedan para unirse y hacer un movimiento.

ES EL MOMENTO PARA SOLTAR EL PI***E iPhone y el ordenador por un minuto gente. Levanten la cabeza y vuelvan a conectar. Es hora de un nuevo movimiento: El Movimiento de Reconexión.

Por: Hollis Mahady

www.TheReconnectionMovement.com

www.ingramcontent.com/pod-product-compliance
Lightning Source LLC
Chambersburg PA
CBHW071403280526
45787CB00001B/411